大是文化

易學易用
黃帝內經
十二時辰養生法

中西醫雙博士多年研究：
在最佳時段養心、肝、脾、胃、腎，
更省力有效。

中西醫雙博士
北京中醫藥大學東直門醫院骨科
主任醫師
牟明威——著

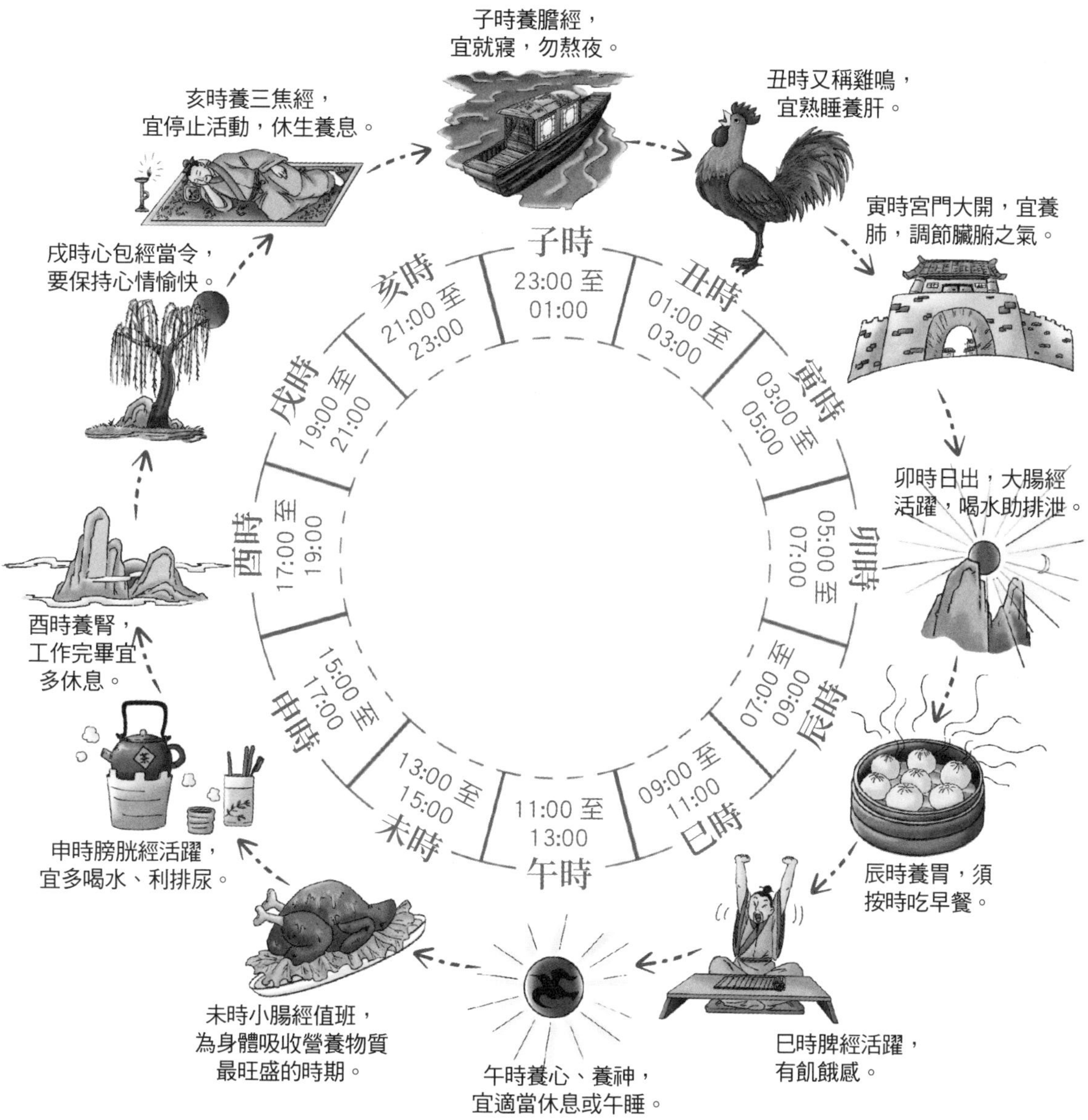
子時養膽經，
宜就寢，勿熬夜。
子時
23:00 至
01:00
丑時又稱雞鳴，
宜熟睡養肝。
丑時
01:00 至
03:00
寅時宮門大開，宜養
肺，調節臟腑之氣。
寅時
03:00 至
05:00
卯時日出，大腸經
活躍，喝水助排泄。
卯時
05:00 至
07:00
辰時養胃，須
按時吃早餐。
辰時
07:00 至
09:00
巳時脾經活躍，
有飢餓感。
巳時
09:00 至
11:00
午時養心、養神，
宜適當休息或午睡。
午時
11:00 至
13:00
未時小腸經值班，
為身體吸收營養物質
最旺盛的時期。
未時
13:00 至
15:00
申時膀胱經活躍，
宜多喝水、利排尿。
申時
15:00 至
17:00
酉時養腎，
工作完畢宜
多休息。
酉時
17:00 至
19:00
戌時心包經當令，
要保持心情愉快。
戌時
19:00 至
21:00
亥時養三焦經，
宜停止活動，休生養息。
亥時
21:00 至
23:00

CONTENTS

推薦序一
健康，源於對自身的了解和對自然的敬畏

「Ovi's 中醫日常」社群經營版主／吳奕璇中醫師

我在各式各樣的演講和影片中，最常跟民眾及患者傳達的中醫理念就是：「天人合一」。這可不是武俠小說裡才會出現的詞彙，而是一個與日常生活息息相關、可以應用到每一天的重要概念。

天人合一的核心思想，是指人作為大自然中的一分子，我們的生理與心理變化都與自然界緊密相連。即使在科技發達的現代，生活條件、工具都進步許多，我們仍然不能「逆天而行」，像是天冷了仍要添加衣物、時間到了就該就寢等。

相信讀者們在閱讀此書後，必能更深入的理解：我們的身體就像一顆小小的星球，與日月星辰的運行息息相關，與春夏秋冬的更迭交相呼應。

本書作者牟明威，以生物時鐘為概念出發，將一天十二個時辰裡，體內氣血運行、經絡循行，以及臟腑的運轉，透過淺顯易懂的文字和對應的穴位圖解，為讀者提供一套簡單易行

的養生方法。

坊間也經常流傳著「半夜是膽經循行的時間，所以要早睡」的說法，本書便深刻說明了子時睡眠的重要性，並解釋為何熬夜會對膽經造成傷害。

不過，其實一天中各個時辰都有不同的經絡在運行、各司其職，卻鮮為人知！許多民眾對於經絡養生的概念理解不夠全面，經常只知其一而不知其二，以至於在調養身體時，只注意到某一個部分，其他時間仍恣意妄為，這樣反而可能傷及身體的其他部位。

作者以生動的語言和豐富的案例，詳細解讀每個時辰、季節的養生重點，並提出許多切實可行的養生建議。這些建議並非空泛的理論，而是可以融入日常生活之中，例如書中提倡在不同季節食用當令蔬果，以順應自然的生長規律。

除了各時辰該如何養生之外，我更希望讀者在閱讀本書時，能夠將重點放在了解十二經絡的循行規律上，因為每條經絡都有其獨特的運行路徑和生理功能，掌握住每條經絡的特性與保養方法，在各種身體不適或壓力事件突然發生時，才能有更好的應對措施。

我特別喜歡每一章節最後的〈黃帝內經養生錄〉專欄，裡頭收錄了很多患者在診間常提出的問題，非常生活化且實用。作為臨床工作者，我也可以從中學習一些衛教患者的技巧，而一般讀者更是能在日常生活中加以應用。

此外，本書的另一個特點是以中醫經典《黃帝內經》為基石，結合現代人的生活方式，深入淺出的闡述人體與自然界的緊密連繫，以及如何順應自然規律以調養身心的重要性。

這本書不僅是養生指南，更是一本引領讀者重新認識自己、關注身心健康的啟蒙之作。它告訴我們，真正的健康源於對自身的了解和對自然的敬畏。只有順應自然的節奏，調整生活步調，才能保持身心的和諧與健康。

我相信，每一位認真閱讀本書的讀者都能從中受益。而對於中醫實踐者的我來說，透過本書能將中醫理念更加實在且真切的傳遞出去，是一件令人欣喜的事情！

推薦序二
最簡單的養生之道，就是順應自然

「柴胡中醫不中二」粉專版主／施昀廷中醫師

「醫生，一樣是睡八小時，什麼時候睡有差嗎？」
「為什麼吃宵夜會胖，早餐、午餐多吃卻不會？」
「為什麼我最近運動完，隔天精神都很差，感覺身體越來越累？」
「我吃中藥調理一段時間了，為什麼睡眠品質沒有改善？」

臨床上患者的問題百百種，但萬變不離其宗，許多看似不一樣的複雜問題，其實都可以用相同的理論推演，或是在中醫經典裡找到答案，像是上述問題，其實都和《黃帝內經》裡的十二時辰對應的養生之道有關。

《黃帝內經》是中國現存最早的中醫書籍，和《難經》、《神農本草經》、《傷寒雜病論》並稱中醫四大經典，是古今學中醫的必修聖經。其中又以《黃帝內經》最為久遠，有「中醫的生理學」之稱，總結了戰國時代以前的醫療理論和經驗，對人體的解剖、生理、病理和疾病的診斷、治療到預防等都有闡述，並結合了五行的演繹、五臟六腑之司、經絡穴位的位置走向、四季養生之道等，可說是從中醫初學者到中醫大師都會反覆研讀的寶庫。

《黃帝內經》還有一個很大的特色，那就是時常一句簡短的話就讓我們受用無窮，例如：「人與天地相參也，與日月相應也」、「四時陰陽者，萬物之根本也，所以聖人春夏養陽，秋冬養陰」。

人是大自然的一分子，古人觀察天地萬物，了解四季的變化會影響身體作息，像是春暖花開，萬物始生，冬日天寒地凍，許多動物會冬眠，人們也會減少活動，早點就寢。一天的變化也像四季一樣，清晨是春，正午為夏，傍晚為秋，夜間為冬，為了順應這些外在的變化，人體內在的十二經脈連繫著相應的臟腑，也對應到十二時辰有著規律的反應，就像現代講的生物時鐘般的精準。

寅時走肺經，「肺主氣，司呼吸」，所以常有長輩說這時醒來就會睡不著，甚至咳嗽，就是肺經有問題；卯時走大腸經，因此起床後就想上大號，表示大腸經功能很正常。上完大號，剛好接著辰時吃早餐供養胃，幫一天的開始充電，現代人工作生活忙碌，許多人不吃早餐，沒「胃口」，很有可能表示胃氣不夠，胃經不順暢。

「胃主受納，脾主運化」，吃完早餐接著就是脾經值班的時間，以現代醫學來說，脾代表的作用相當於分泌消化酶的消化腺體，所以我們很強調脾的功能性，「脾主四肢」也可以解釋為脾功能性好，消化吸收好，便能將營養物質送至全身末梢。

很快的來到中午，就像炎炎夏日要好好乘涼讓身體不要中暑，日正當中也要注意不要讓心火過旺，睡午覺就是個「貼心」好選擇，也注意不要在此刻做劇烈運動。

午飯吃得好，未時小腸才能立大功，「小腸者，受盛之官，化物出焉」，讓養分好好吸收；下午四點申時，一天當中最佳的運動時間到了，讓由頭到腳的膀胱經動起來，好好晒個太陽，揮灑青春的汗水，也讓身體水分好好流汗代謝。

接著酉時走腎經、戌時走心包經、亥時走三焦經，便來到就寢之時。早點睡，小心別爆肝。晚上十一點到凌晨三點走膽經、肝經，也是中醫認為的黃金睡眠時段。

「故人臥，血歸於肝，肝受血而能視」，此句說明睡眠對養肝的重要性，尤其在對應肝經的丑時熟睡最好，且會直接影響到眼睛，也可對應到「肝開竅於目」。

「故智者之養生也，必順四時而適寒暑，和喜怒而安居處，節陰陽而調剛柔，如是則僻邪不至，長生久視。」最簡單的養生之道，就是法於陰陽，順應四時，喜怒有常，但總是越簡單越難做到。

那麼，就讓我們一起和此書學習，如何簡單的落實十二時辰養生法吧！

推薦序三

養生不只有藥膳，靠時辰一樣有效

臺北市立聯合醫院仁愛院區中醫科資深主治醫師／謝旭東

「醫生，我半夜三、四點總咳嗽不止、反覆不癒，但其他時間都不會，為什麼？」

「醫生，最近每天清晨醒來就腹瀉，以前從未發生過，這到底是什麼問題？」

這些訴求，我在門診中經常聽見，病人經西醫檢查無異後，問題仍反覆發生。實際上，這些狀況早在《黃帝內經》中有明確的闡述：「人與天地相參，與日月相應。」現代科學也透過研究證實生物時鐘的存在，該研究還獲得了二〇一七年諾貝爾生醫獎。

人體內的生物時鐘，精準的調控著我們的生命活動。而隨著年齡增長，身體機能逐漸下降，生活壓力又接踵而至，疾病與不適往往趁虛而入。若能掌握這本《易學易用黃帝內經十二時辰養生法》的核心精髓，就有如獲得一把重塑健康的金鑰匙。

半夜咳嗽相信是很多人的經驗，尤其是感冒後其他症狀都好了，卻只剩咳嗽反覆發作，而凌晨三點到五點這段時間，正是肺經的循行時間，書中提到按摩手上的「太淵穴」就有效，位置就在手腕橫紋上近拇指側，用手指按壓能感覺橈動脈跳動的地方。

不只是這個時間的咳嗽，連易醒的問題也會有效，至於食物的補充，要多食用可以滋潤肺臟的白色食物，例如白梨、白蘿蔔、百合、蓮藕、白木耳等，這也是對抗新冠肺炎後遺症——久咳不癒的好方法。

早上起床的拉肚子，與清晨五點到七點大腸經值班的時間最相關。此時大腸經功能旺盛，早上起床後就能夠順利排便，而這個時間點的拉肚子，中醫稱為「五更泄」，可以採用針刺或按揉書中提供的大腸經上的下合穴「上巨虛穴」，以治療腹瀉。

上巨虛穴雖然位於胃經，但這也說明了胃和腸道息息相關，腸的問題可以從胃著手，胃的問題同樣也可以從腸著手，所以胃痛、胃脹氣選用大腸經上的「合谷穴」可緩解。

至於痔瘡，按摩合谷穴則有奇效。常說「十人九痔」，很多病人都覺得痔瘡發作吃藥能緩解，但停藥後沒多久又發作。我會建議回家按摩手上的合谷穴，尤其適合工作忙碌、壓力大又久坐的上班族。

在我十多年的門診經驗所見，許多人想學中醫，是想運用中醫理論解決自己或家人的病痛，卻苦於不知從何入門，其實，最簡單的方法莫過於從基礎穴位下手。除了要了解穴位的功效之外，疾病的發作時間也是可以幫助我們判斷要選用哪些穴位的重要依據。

本書以易學易用的解答，系統性的整理了十二經絡與十二時辰的對應關係，提供簡單易學的操作指南，只要你下定決心開始呵護自己的健康，這本《易學易用黃帝內經十二時辰養生法》，便是你不可或缺的良師益友。

前言
黃帝內經十二時辰養生法

我們的身體就像一顆小小的星球，在一天中隨著十二時辰、一月中隨著日月盈虧、一年中隨著二十四節氣而運動。身體的運動與日月的運轉遙相呼應、彼此消長。這其中又有什麼奧祕呢？

早在兩千多年以前，中醫經典名著《黃帝內經》中就有關於「人與天地相參、與日月相應」的記載，意思是人的生活規律，與自然界天地日月的變化同步。

書中還提出：「四時陰陽者，萬物之根本也，所以聖人春夏養陽，秋冬養陰。」其意為，春夏秋冬的變化規律，是一切生物生長的基本法則，因此人也要根據四季變化的特點，採取春夏養陽、秋冬養陰的養生方法。

《黃帝內經．靈樞．順氣一日分為四時》中寫道：「春生、夏長、秋收、冬藏，是氣之常也，人亦應之，以一日分為四時，朝則為春，日中為夏，日入為秋，夜半為冬。朝則人氣始生，病氣衰，故旦慧；日中人氣長，長則勝邪，故安；夕則人氣始衰，邪氣始生，故加；夜半人氣入藏，邪氣獨居於身，故甚也。」

因此，我們平時養生，不僅要符合一年四季的變化，還得遵循一日四時的規律。

一年有十二個月，一天相應有十二個時辰；一年有二十四節氣，一日相應有二十四小時（作者按：鐘錶剛傳入中國時，有人把一個時辰叫做「大時」，時鐘上的一個鐘點叫「小時」，而隨著鐘錶的普及，大時一詞消失，小時則沿用至今。另外，古代還有夜間報更〔又叫打更〕的計時法，以一大時為單位，把夜間分為五更。從晚上七點到晚上九點開始為一更，以此類推）。

那麼，一天中有哪十二個時辰？古人用十二地支把一日分為十二時辰：子時、丑時、寅時、卯時、辰時、巳時、午時、未時、申時、酉時、戌時、亥時。隨著這十二個時辰的晝夜變化，人的氣血運行會出現相應的四時改變，並影響著人體的病理改變。

為什麼會出現這種情況？原來，大自然中各種生物的生命運動，都有著時間節律，就像生活中用的時鐘一樣，人們稱為「生物時鐘現象」。人的活動如果能遵循時間節律，就能保持良好的生理及心理狀態，減少和預防諸多疾病的發生；反之，如果違反時間節律，就會罹患疾病，並提前衰老。

生活中經常能看到一些健康的老年人，在工作崗位上幾十年如一日，終日勞作卻不嫌辛苦，越老越健康。可是有一天，他們退休了，開始在家「享清福」，結果不是全身不舒服，就是百病纏身。這顯然與他們體內生物時鐘的突然改變有一定的關聯性。

預防疾病、服藥等也有規律可循。例如，**心血管疾病在清晨發病率較高**，此時積極採取措施，可以有效降低其發病率和死亡率；**哮喘常常會在夜間加重**，提前服用藥物可減輕病情……這些都與生物時鐘有關。

如何根據人體的生物時鐘來養生？本書便告訴大家如何借助《黃帝內經》的養生理念，利用經絡和人體生物時鐘來保養身體。

全書共分為十二章，因篇幅所限，僅就經絡系統中的十二經脈做相關介紹，每章對應一個時辰、每個時辰對應一條經脈、每條經脈又連繫著相應的臟腑，各章都為讀者清楚解析該時辰養生的祕密。

希望本書能幫助你更了解自己的身體，也掌握長壽的祕訣。

黃帝內經十二時辰養生法總整理

十二時辰	對應時間	對應經脈	養生法
子時	23:00到01:00	膽經	子時養膽經，宜就寢，勿熬夜。
丑時	01:00到03:00	肝經	丑時是肝臟修復的時間，不只躺下，還要睡著。
寅時	03:00到05:00	肺經	寅時熟睡，可調節人體氣血。
卯時	05:00到07:00	大腸經	卯時大腸經活躍，晨起排便，排毒兼美肌。
辰時	07:00到09:00	胃經	辰時養胃，要按時吃溫熱又營養的早餐。

（接左頁）

十二時辰	對應時間	對應經脈	養生法
巳時	09:00到11:00	脾經	巳時脾經活躍，有飢餓感。
午時	11:00到13:00	心經	午時養心養神，午飯後宜適當休息或午睡。
未時	13:00到15:00	小腸經	未時小腸經值班，是消化、吸收的最佳時段。
申時	15:00到17:00	膀胱經	申時膀胱經活躍，宜多喝水利排尿。
酉時	17:00到19:00	腎經	酉時養腎，工作完畢宜多休息。
戌時	19:00到21:00	心包經	戌時心包經當令，要保持心情愉悅。
亥時	21:00到23:00	三焦經	亥時養三焦經，宜停止活動，休生養息。

第一章

寧捨一頓飯，不捨子時眠

子時一陽初生，猶如種子開始發芽，嫩芽受損影響最大。這時不要熬夜，要及時上床睡覺。通常在子時前入睡的人，隔天醒來後頭腦會變得更加清醒，氣色也更顯紅潤。

子時（二十三點到一點）

01 晚上十一點前入睡，顧膽

首先，要了解什麼是當令，當令有「合時令、值班」的意思。比如，當令蔬菜，就是指當季的蔬菜，這時其義取「合時令」；膽經當令，意思是膽經值班，此時其義取「值班」。

子時是指晚上十一點到隔天凌晨一點，此時膽經最旺。這時該做什麼？很簡單，就是睡覺。子時是一天最黑暗的時候，《黃帝內經．靈樞．營衛生會》中指出：「夜半為陰隴，夜半後而為陰衰。」夜半即子時，陰隴指陰氣極盛。

子時陰氣最盛，過了子時陰氣轉衰、陽氣繼起。此時為陰陽交會、水火交泰之際，稱為「合陰」，正所謂「日入陽盡而陰受氣矣，夜半而大會，萬民皆臥，命曰合陰」。而陽主動、陰主靜，此時最需要安靜，因此**子時的睡眠效果最好，可以起到事半功倍的效果**。

子時開始陽氣初生。這種初生的陽氣，是維持整個人體生命活動不斷進行，並欣欣向榮不可缺少的力量。「眠食二者，為養生之要務。」良好的睡眠可以為我們的身體補充能量、恢復精力，有「養陰培元」之效。所以，掌握睡眠便可踏上簡單易行的養生之道。

有人認為，睡眠方位與人體健康有一定的關係，但是古往今來，關於睡眠方位有不同的說法。有資料指出，人在睡覺時採取頭朝北、腳朝南的方位，使磁力線平穩的穿過人體，可以最大限度的減少地球磁場的干擾。

但是，古代養生學家卻認為，人的睡覺方向應該隨四季交替而改變。《備急千金要方》中指出：「凡人臥，春夏向東，秋冬向西。」意思是，在春、夏兩季頭向東、腳朝西；秋、冬兩季則頭向西、腳朝東。

為什麼？這是依據《黃帝內經》中「春夏養陽，秋冬養陰」的理論所提出。春夏屬陽，陽氣上升、旺盛，而東方屬陽主升，頭向東以應升發之氣而養陽；秋冬二季屬陰，陽氣收斂、潛藏，而西方屬陰主降，頭向西以應潛藏之氣而養陰。

儘管這些理論都有一定道理，但在實際生活中受到房屋面向和家居擺設的影響，會有一定的局限性，所以大可不必拘泥於這些理論，產生不必要的擔心。

建議大家依照自己的感覺調整，不要不加改變的套用。平時注意維持充足的睡眠時間，不加班、不熬夜，入睡前安神定志，未睡眠、先睡心，或用溫水泡腳，並輔以足底按摩等，這些措施都有助於提高睡眠品質。

02五臟六腑的運作都靠膽經

為什麼時下有的明星那麼紅呢？是因為有人捧他，像是公司、觀眾……捧的人多，自然就紅。那麼，為什麼說膽經在諸經中，是最紅的明星呢？這是因為人體的其他十一臟（按：指五臟加六腑）也在「捧」它。

《黃帝內經．素問．六節藏象論》說：「凡十一藏取決於膽也。」也就是說，其他十一臟功能的發揮，都取決於膽的少陽之氣，這也恰恰說明了膽經的重要性。

《黃帝內經．靈樞．經脈》中指出：「是動則病口苦，善太息，心脅痛，不能轉側，甚則面微有塵，體無膏澤，足外反熱……。」如果你的膽經出現問題，則會出現口苦、時常嘆氣、胸脅部（按：即胸部及兩邊腋下肋骨處）作痛，以致身體不能轉動；嚴重時，面部像有灰塵一樣毫無光澤，全身皮膚乾燥而失去潤澤，以及足外側感覺發熱等症狀。

如何改善這些問題？**在膽經中，很多穴位都是救命法寶**。

膽經上的穴位主治骨所發生的疾病，尤其是對頭、腰、膝、關節疼痛有特殊療效。《黃帝內經．靈樞．經脈》中指出：「是主骨所生病者。」膽之味為苦，苦味入骨，故膽主骨所生之病；又骨為幹，其質剛，膽為中正之官，其氣亦剛，因此膽腑有病則會傷於骨。

在膽經的穴位中，首先要想到膽經的合穴——陽陵泉穴，也是筋的精氣聚會之所，具有除痛祛風、疏肝理氣的作用。

陽陵泉穴就在小腿外側的腓骨上端稍前凹陷處。**經常按揉陽陵泉穴，對膝關節痠痛、脅肋痛、下肢痿痺、腿足麻木有很好的防治效果**。此外，用兩手大拇指分別按壓此穴或此穴下方的壓痛點，並持續按揉兩分鐘，可緩解膽囊炎疼痛。

根據報導，用膽囊顯影劑研究針刺對膽囊動力的影響發現，針刺無膽囊疾病的健康成年人的陽陵泉穴，可使七五．七％的人膽囊影像明顯縮小，表明針刺能增加膽囊的運動和排空能力，此種作用在有針感時即開始，而在起針後十分鐘更加明顯。

膽汁對脂肪的消化和吸收具有重要作用。而上班族平時不能彎腰、揉腿，那有沒有簡

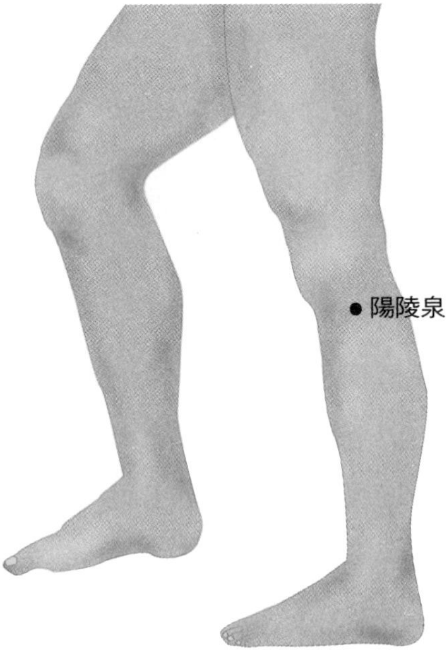

▲ 陽陵泉穴位於小腿外側的腓骨上端稍前凹陷處。

便的鍛鍊方法？有！以下是不用按摩針刺就可刺激陽陵泉穴的小方法：

坐在座位上，腳跟著地，腳尖盡量抬起，並以腳跟為軸心，將兩腳尖盡量轉向身體左右兩側，也就是兩腳跟併攏，腳尖外展成「一」字，同時前腳掌盡量抬起。等到陽陵泉、膽囊穴（按：位於陽陵泉穴直下三個手指寬處）部位肌肉發痠、發熱即可放鬆，休息片刻再練習。可兩腳同時或單腿進行練習。

說到膽經，風池穴也是一個功效顯著的穴位。**風池穴**位於頸部耳後髮際下凹窩內，**對偏頭痛、感冒、鼻塞、頭暈、耳鳴等也有一定的治療效果**。

有些老年人陽氣不足，容易怕冷，或是頸部特別怕風，按揉風池穴會有痠痛感。可以每天固定按摩雙側風池穴，對防治感冒有幫助。常用的幾種按摩方法如下：

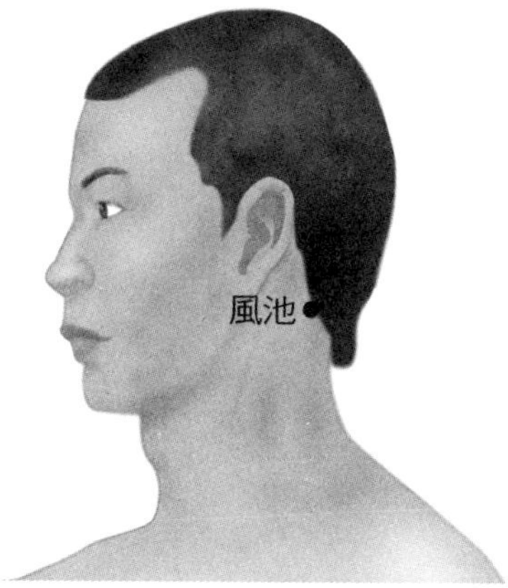

▲風池穴位於頸部耳後髮際下凹窩內。

1. 用大拇指按揉。
2. 以中指、食指併攏按揉。
3. 兩手十指交叉於頸後、掌心扣於風池穴處，用掌根擠壓如同「拿法」，使穴位稍感痠脹為宜。每次按壓三十次到五十次，感覺穴位發熱就可以了。

以下為個人經驗，僅供參考：如果身體有點發冷、打噴嚏、流鼻涕、頭後微痛，拿揉風池穴、摩擦後頸或用艾條艾灸（按：艾條由艾草製成，在皮膚穴位上藉由燃燒產生溫熱及藥物的作用，達到養生保健的療法）大椎穴至皮膚轉溫，則畏寒頭痛症狀消失。

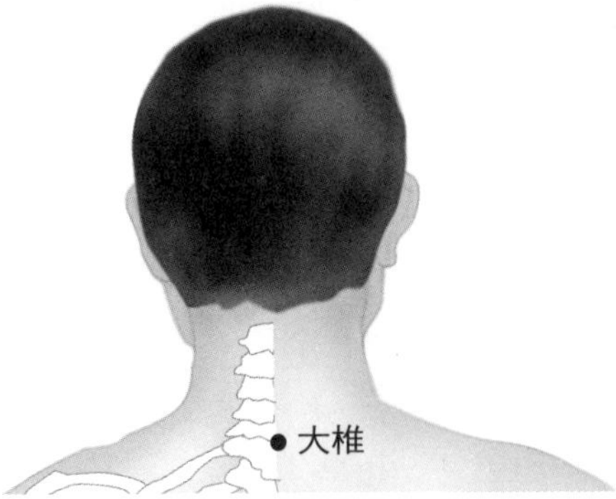

▲ 大椎穴是手三陽脈、足三陽脈與督脈之會穴，位於第七頸椎棘突（頸椎高骨）下凹處。

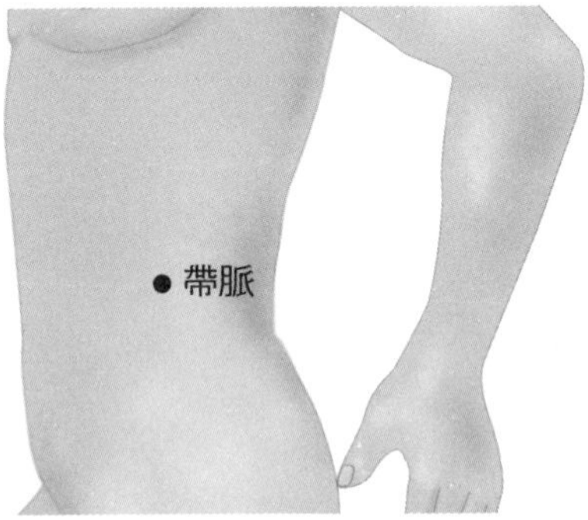

▲ 帶脈穴位於第十一肋端直下平臍處。

此外，帶脈穴（第十一肋端直下平臍處）也是一個需要重視的穴位。它是足少陽膽經與帶脈（按：屬奇經八脈之一，八脈包括督脈、任脈、衝脈、帶脈、陰維脈、陽維脈、陰蹻脈、陽蹻脈）的交會穴。帶脈如帶環腰一周，約束縱行諸經。

帶脈如果有病，會出現腹滿、腰部以下涼冷如同坐在冷水裡等症狀。選取帶脈穴，配合按摩膽經中位於腳背上的足臨泣穴（見第三十七頁圖）可立即使冷感消失。一位患者下肢怕冷發涼，針刺足臨泣後，不一會兒患者訴兩腳發熱，其效果如《黃帝內經．靈樞．九鍼十二原》所言：「刺之要，氣至而有效，效之信，若風之吹云，明乎若見蒼天。」

還有自訴患有肩關節周圍炎（按：俗稱五十肩），但肩周活動並未受限，僅是頸肩一線少陽所過處疼痛。經自己拿捏肩井穴（見下頁圖）一週後，肩部疼痛即可緩解。

膽經上的穴位是膽經上的舞者，如何讓它們演繹健康而精彩的人生，全在於你是否照顧好它。

雖說按壓穴位，可以有效止痛、治病，但對於非學醫的人來說，千萬不要有「久病成良醫」的想法。「久病成良醫」，是指一些罹患慢性疾病的人，因長年患病、就診、用藥、查閱相關醫學書籍及刊物等，對自己生的病有較多的了解，而在疾病加重、復發等情況下，不但心中有數，也知道如何處理和用藥。

但疾病的種類繁多，許多疾病在臨床上皆有相似的表現，病人不可能有全面的醫療知識予以鑑別，尤其是心、腦血管疾病，因其發病急、變化快，稍有耽擱就可能釀成大禍。

比如，曾有報導患病十年的膽囊炎、膽石症患者，每年會發作個三次到五次。有一天晚上，又出現右上腹和背部疼痛時，他按照「慣例」服用抗生素和654-2（按：通用名為消旋山莨菪鹼〔Anisodamine〕，可用於緩解腸胃絞痛、膽道痙攣，在中國俗稱654-2）後就去睡覺了，結果第二天清晨，家人發現他猝死在床上，送醫院屍檢證實為心肌梗塞。

有的冠心病患者經消心痛（按：用來緩解急性心絞痛的藥物，主要成分為硝酸異山梨酯〔ISDN, Isosorbide dinitrate〕，是世界衛生組織〔WHO〕基本藥物標準清單中最重要的藥物之一）等藥物治療病情穩定後，僅每日堅持口服五十毫克阿斯匹靈，當有胸悶頭痛時，不

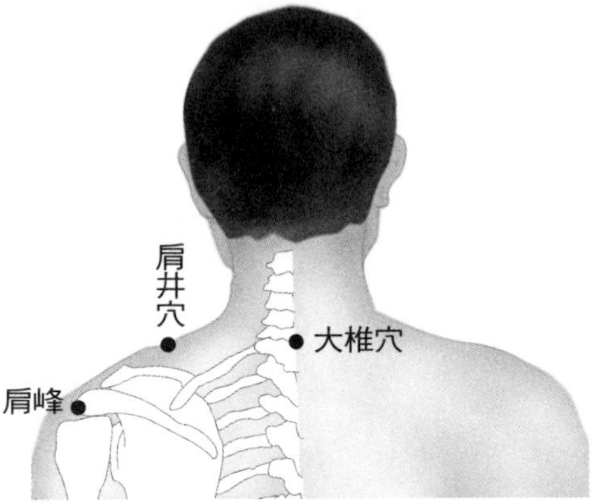

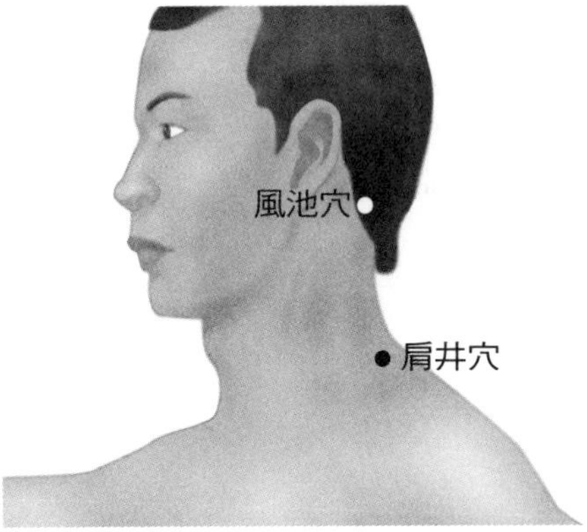

▲ 肩井穴位於肩部大椎穴與肩峰連線的中點。

是到醫院請醫生診治，而是擅自將阿斯匹靈加量至每日三百毫克，不料一日如廁時突然跌倒，送醫院便因腦溢血而死亡。

腦中風、心肌梗塞等發病急、變化快，生死之間往往在幾小時甚至幾分鐘之內。因此，搶救時分秒必爭。但令人遺憾的是，許多本來可以挽救的生命卻經常因為院外延誤而死亡，其中很多耽誤都是源自「久病成良醫」的心態。

因此，「久病成良醫」者千萬不要麻痺大意，尤其是當「復發」與以往稍有不同，或略微加重時，更應高度警惕，及時到醫院檢查診治。

非專業的中醫愛好者，能在醫生的指導下做一些自我保健治療，解決一些小問題，這值得推廣。但**自行治療無效時，一定要及時到醫院請專業醫生診治，以免延誤病情**。

03 膽有多清，腦有多清

膽具有決斷功能。膽氣充實，則行事果斷，臟腑氣血功能發揮正常。《黃帝內經．素問．靈蘭祕典論》：「膽者，中正之官，決斷出焉。」什麼是「中正之官」？中正者，不偏不倚，維持公正。

在古代，中正之官居於極其重要的地位。《中國社會通史》指出：「兩漢實行察舉制，待選人士經過考察後向朝廷推薦。魏晉以後，察舉制漸被九品中正制所取代，各州郡有聲望的人擔任『中正』，負責評定當地士人的品級，朝廷依照士人品級授官錄用。」當時，一般都是由高貴顯赫的名門望族擔任中正之官，其自身的「中正」直接關係到國家的興衰，充分說明在當時社會的決定性作用。

對比而言，膽是「中正之官」，是主決斷、做決策的器官。所以說，膽的這個「中正之官」可不是隨便封的，必須做到不偏不倚，處事公正。僅是瀉而不藏，或僅是藏而不瀉，都不行。不中正怎麼能行決斷呢？

一般來說，人們對事物的判斷和對行動的決心，都從膽發出。俗話說：「**膽有多清，腦有多清**。」如果膽不清，頭腦自然一片混亂，頭腦不清自然無法決斷；膽清了，頭腦也清

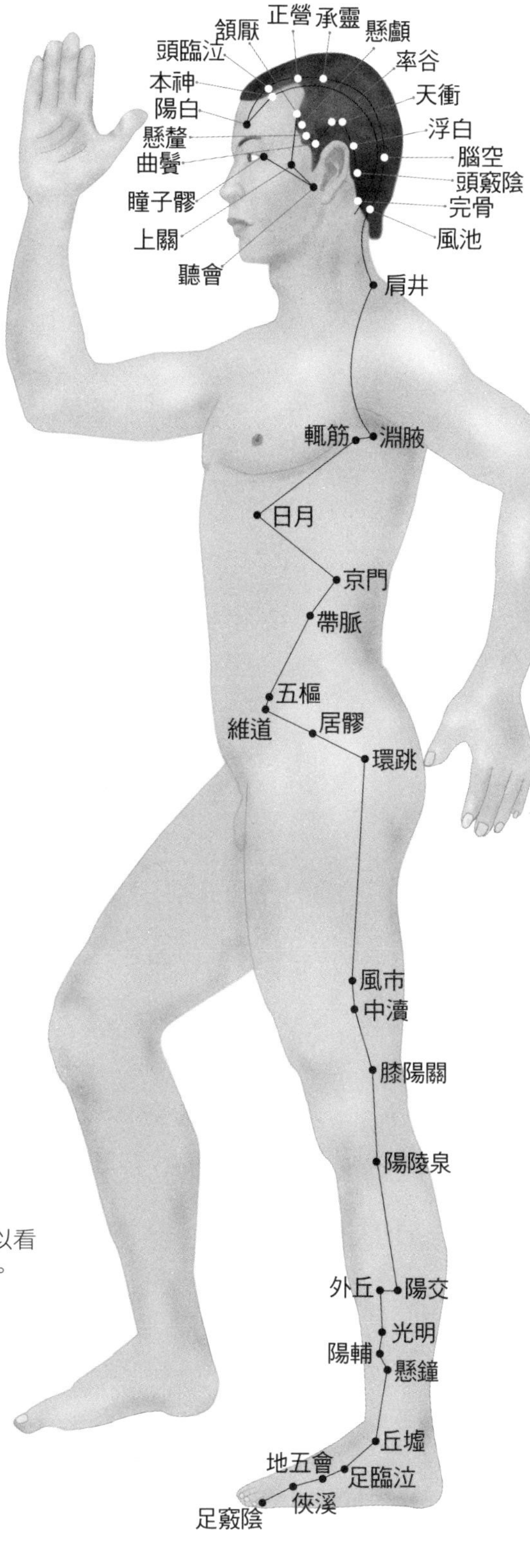

▶足少陽膽經穴位圖。由此可以看出，頭部有許多膽經的穴位。

醒，決斷也容易做了。

當我們難下決定時，會有反覆撓頭的動作，這其實是膽經在幫助我們做決定。為什麼？因為撓頭的地方，就是膽經經過的地方，而**撓頭可以刺激膽經活絡，幫助我們決斷**。很多年輕人在兩耳上方長出白髮，那是膽經氣血不足所致，髮為血之餘，而子時熬夜未及時休息是主要原因。

在日常生活中形容一個人有勇氣、對事物不畏懼，稱為「有膽量」或是「大膽」。由此可以看出，膽與人的決斷能力有著密切的關係。

很多因素使我們變得越來越膽小、多疑，做事沒主見。要如何改善膽功能？暫時把事情放下，並在子時安睡，因為俗話說：「寧捨一頓飯，不捨子時眠。」

黃帝內經養生錄

問：為什麼老年人容易失眠，而青壯年在白天精力充沛、晚上倒頭就睡？

答：《黃帝內經．靈樞．營衛生會》中說：「壯者之氣血盛，其肌肉滑，氣道通，營衛之行不失其常，故晝精而夜瞑。老者之氣血衰，其肌肉枯，氣道澀，五藏之氣相搏，其營氣衰少而衛氣內伐，故晝不精，夜不瞑。」

意思是說，年輕人氣血盛滿、肌肉滑利，氣道通暢，營氣和衛氣能正常運行，因此，白天能保持精力充沛，夜裡睡眠也安穩。

而老年人因為陽氣衰，陰血少，陰陽之氣不平和，機體（按：指人體的整體功能和動態運作，包括氣血、陰陽、臟腑、經絡的運行與平衡等）不能得到陰陽之氣的滋養而使皮膚肌肉枯萎，經脈不通，五臟之氣不協調，表現為白天精力不充沛，夜裡易失眠。

問：最近我天天敲膽經，過沒多久卻感覺頭昏腦脹，有時還失眠多夢，怎麼辦？

答：敲膽經非常好。但不可不分症狀一敲了之，難免會出現一些問題。根據你的症狀，可以採用「實則瀉之」的方法：虛則補其母，實則瀉其子。子母補瀉是針灸醫生經常使用的方法，臨床使用五輸穴（按：即井、滎、輸、經、合五類腧穴）效果顯著。五輸穴因位於肘、膝關節以下，取穴方便，效果又好，所以臨床上經常使用。

第二章 不傷肝的生活方式

「臥則血歸於肝」，丑時保持熟睡是對肝最好的關懷。肝五行屬木，日常養肝要如同養護樹木。養肝就要及時梳理它的性情，性情暴躁只會助長它的壞脾氣。要想養好肝，在精神上要保持柔和、舒暢，力戒暴怒和憂鬱，以維持人體正常的疏泄功能。

丑時（一點到三點）

01不只躺下，還要睡著

肝屬木，據有關資料統計，居住在亞熱帶海島氣候的人多為溼熱體質，因此多數都得過肝炎。而失眠多夢、口乾舌燥、神經緊張、眼睛乾澀、目赤腫痛、脾氣暴躁的肝火症狀，以及關節腫痛、皮膚發癢、痔瘡等肝熱結合脾溼的溼熱下注（按：指溼熱流注於下焦，下焦指胃以下的部位，詳見第十二章）之病，得病率極高。

肝臟實在很可憐，它從人出生開始就無怨無悔的替人做工，卻天天受到傷害。

也許你會說，我平常沒有做什麼對不起肝的事情，不僅每天吃護肝的食物，也都有按時運動……。

的確，這些都可以養肝，但是有一個傷肝的行為你沒注意到——那就是為了學習、工作經常熬夜，這是現代人的通病。這樣做很不好，為什麼？因為人只有休息時，肝臟血流才充分，才能養好肝。

「臥則血歸於肝」，因此，**熬夜加班**不但不能將血用來養肝，還**會消耗人體營養**、**破壞人的好心情**。

曾有位中年患者告訴我，自己總會無緣無故發脾氣，稍有一點不如意的事就會大發雷霆，也不知道為什麼。他太太則表示，聽說男人也有更年期，這是不是更年期症狀？

於是我問他平時工作、生活的情況。他說他現在工作比較多，經常加班到半夜，每天睡眠時長不到五小時，這樣的作息也已經持續一年多了。

我告訴他們，要說這是更年期也對，但這是現代醫學的說法，男性也有更年期是這幾年才有的想法。傳統中醫不講更年期，主要是起居無常的加班讓他變這樣。

他不理解為何加班會讓人脾氣變得暴躁。我告訴他，**肝主藏血**（主，有主持、主宰之意），**人在睡眠時血可養肝，而長期加班，肝失所養，導致肝氣不舒、肝氣鬱結，所以就開始好發脾氣**。

《黃帝內經．素問．五藏生成》：「故人臥，血歸於肝，肝受血而能視，足受血而能步，掌受血而能握，指受血而能攝。」意思是說，人躺下休息時血歸於肝臟，眼睛得到血的滋養就能看到東西，腳得到血的滋養就能行走，手掌得到血的滋養就能握物，手指得到血的滋養就能抓取。

當人休息或情緒穩定時，機體的需血量減少，大量血液儲藏於肝；當勞動或情緒激動時，機體的需血量增加，肝排出其儲藏的血液，供應機體活動需要。「人動則血運於諸經，人靜則血歸於肝」，說的就是這個道理。

如果我們在丑時（凌晨一點到三點）還不休息，血液就得繼續不停的「運於諸經」，無法歸於肝並養肝，這就好像銀行的存款，如果你一直不存，天天花費，早晚有一天戶頭會變成空的。

肝臟就是人體的銀行，需要定期存入血液。如果天天透支，還得接受一大堆的垃圾（因為所有的汙染到了人體內，第一個要應付它們的就是肝臟），那麼我們的肝臟在超負荷下運轉，難免會有閃失。

所以在此強調，**在丑時，睡眠是必需品，而且一定要「在這段時間內」睡著**。一定要想辦法盡量在子時前就寢，此時肝膽都需要養護。退而求其次，如果你在前一天晚上睡眠不好，第二天一定要找時間適當休息一會兒，這樣才有助於強化肝臟。

02 治婦科病的靈穴

肝主疏泄，疏就是疏通，泄就是發散。也就是說，肝具有維持全身氣機疏通暢達，通而不滯、散而不鬱的作用。什麼是氣機？氣機就是指氣的升、降、出、入運動。我們的身體是一個不斷發生氣的運動的機體，而氣的運動是人體生命活動的基本形式。

對於女性而言，透過調理衝、任二脈可以改善肝的疏泄功能。因為女性的經（按：指月經方面）、帶（按：指分泌物異常，或伴全身或局部症狀的疾病）、胎（按：與妊娠相關）、產（按：產後或與分娩相關）等特殊生理活動與很多臟腑有關，其中與肝臟的關係最為密切，故有「女子以肝為先天」之說。而衝脈為血海、任脈主胞胎（按：掌管子宮與胎孕），衝任二脈與女性生理功能聯繫緊密。

衝任二脈與足厥陰肝經相通，且隸屬於肝，所以肝主疏泄，調節氣機，也可調理衝任二脈的生理活動。

如果肝的疏泄功能正常，肝經之氣調暢，則任脈通利，太衝脈盛（按：太衝脈是衝脈的別稱），月經就會準時到來、帶下（按：婦女陰部分泌物，又稱白帶）分泌正常，妊娠、孕育和分娩也會順利；如果肝失疏泄，則可能導致衝任二脈失調、氣血不和，因而引發月經、帶下、胎產等相關疾病，嚴重者還會影響性功能或導致不孕症。

此外，肝臟的藏血功能可以調節血量，對女性月經和胎產方面具有重要作用。

女性以血為本，其行血、耗血、血聚養胎、分娩下血，無不涉及血。衝脈隸屬於肝，為血海，主月經，任主胞胎，孕育胎兒。肝臟可根據婦女生理情況調節衝、任二脈的血量，從而維持婦女的正常生殖功能。

有位四十歲左右的中年女性乳房經常腫痛，到醫院檢查後證實為乳腺增生，但吃了一些西藥也不見好轉。現在每到經前一週，乳房便脹痛得越來越厲害，乳頭也痛癢不適，甚至不能觸衣。要等到月經來後，情況才會略為改善。中醫認為乳房屬胃、乳頭屬肝，所以為她以針刺肝經的原穴——太衝穴，採用瀉法或子母補瀉法（按：根據臟腑和經絡間五行生剋關係進行治療的方法）瀉其子穴——行

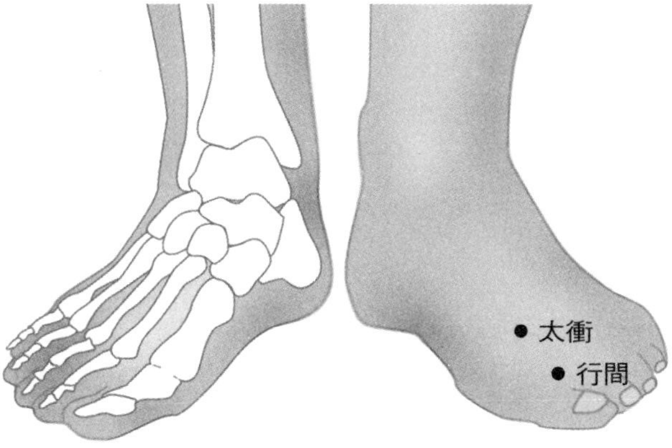

▲太衝穴和行間穴是肝經重要穴位，可活血化瘀。

間穴後，痛癢立消。

肝經上的很多穴位有活血化瘀的作用，其中太衝穴就是一個值得推薦的代表，平時可以自己多多按摩。

有人會問，按摩太衝穴真有這麼神奇嗎？太衝穴是肝經的原穴，「原」有「發源、原動力」之意。《難經・六十六難》有「五藏六府之有病者，皆取其原」之說，可見其重要性。

太衝穴位於足背第一、第二蹠骨（按：蹠音同直）結合部之前凹陷處（見上頁圖），經常按揉可疏肝解鬱、調理氣血、化溼通經，對脅腹疼痛、頭痛目眩、疝痛（按：胃、腸等空洞狀，或管狀之臟器平滑肌發生痙攣而引起的疼痛）、小便不順、月經不調等有很好的緩解效果。

按揉有壓痛時千萬不要用力按壓，輕柔的手法才是補法。學習傳統醫學經驗，把我們的肝經照顧好，多數困擾就會沒有了，我們的人生也會變得豐富多彩。

03 發脾氣好過生悶氣

俗話說，怒傷肝。人在發怒時肝氣上逆，血隨氣而上溢，故傷肝。

《黃帝內經》中說：「肝者，將軍之官，謀慮出焉。」指出肝是人體內的將軍之官，是武將之首。作為將軍，肝臟專門為身體打仗，只要有任何不屬於體內的敵人入侵，肝臟就會立刻去對付它。所以，人體有那麼多的狀況需要肝臟應付，肝當然容易受到傷害。

肝臟怎麼會出「謀慮」？謀慮就是計謀思慮，反覆篩選思考方案。善於動計謀的人，肝氣用得多，耗傷肝血也會影響人的視力，因為「肝開竅於目」、「肝受血而能視」。

肝經在丑時活動最強，有人喜歡在深夜學習、想事情，是因為這時效率高、計謀出得也好，道理就在於此。一般來說，重大決斷大都出自半夜。

肝氣鬱結，大都找上女性

肝能調節人的情志（按：情緒及意志），正常的情志活動依賴於氣機的調暢，如果肝失疏泄，氣機不暢，則會引起兩個方面的精神情志活動異常——肝氣鬱結和肝陽上亢。

愛生悶氣的人多為女性，其主要病理表現為肝氣鬱結，而**婦女之所以會乳腺增生，大都是生悶氣的結果**。

為什麼？以女性來說，肝的經脈分布於兩肋，而乳房是肝經的必經之路。肝主疏泄，如果肝失疏泄，氣機不暢，導致肝氣鬱結，就會出現胸悶乳脹、乳房疼痛。

肝主氣機的升降出入，脾升胃降也仰賴肝的疏泄。

肝的疏泄功能失常，則脾的運化升清和胃的受納降濁功能皆會受阻（按：胃、脾功能將於第五章及第六章詳細介紹），形成肝、脾不和或肝、胃不和，影響津液（按：指人體內除了血液以外的液體）輸布與血液運行，導致水液停滯，血行不暢產生痰瘀等病理產物，形成腫塊。

肝陽上亢，則更鍾愛男性

肝主怒。一般男性容易把肝火發出來，表現為肝陽上亢。那些**有火爆脾氣的人，經常處於發怒狀態，容易禿頂**。

與女性相比，男性更愛把脾氣發出來，這不僅是因為他們肝氣旺，更主要的是他們感覺心裡有氣不發出來會很憋悶。在大多數人看來，發脾氣是有傷大雅的事，但以健康層面上來說，發脾氣其實比生悶氣要好得多。

生氣會對身體造成諸多問題，因此，**想養生第一件事就是要做到「不生氣」**。所謂的不生氣，並不是把氣悶住，而是修養身心、開闊心胸，透過其他途徑把「氣」發出來。比如，可以多聽一些悠揚和節奏舒緩的音樂，讓優美的樂曲化解精神的焦躁，放鬆情緒；運動也是發洩的有效途徑，只要別過度。

04 長期用眼最傷肝

在當今社會，人們的工作壓力越來越大，又有多少人能在丑時安心睡覺呢？無論是日夜在電腦前奮戰的上班族，還是那些貪於遊戲的青少年，他們的身心彷彿與電腦融在了一起。如果你也是這樣，就請聽聽醫生的忠告吧——久視會傷肝血！

肝開竅於目，目之所以具有視物功能，全依賴肝精、肝血的濡養和肝氣的疏泄。《黃帝內經．靈樞．經脈》中說「肝足厥陰之脈……連目系」，指肝的精血循肝經上注於目，使其發揮視覺作用；《黃帝內經．靈樞．脈度》也說「肝氣通於目，肝和則目能辨五色矣」，說明肝的精血充足，肝氣調和，眼睛才能發揮視物辨色的功能。

「肝受血而能視」、「肝藏血，主情志的疏泄」，因此**用眼過度**自然**會耗損肝血**。我們的肝臟是身體裡的血庫，如果血庫裡的血不充足，就會產生眼睛乾澀、視物不清、小腿抽筋、腰膝痠軟、手足無力、手指不靈活、皮膚出現斑點、情緒不穩定、月經不調等一系列症狀。這一系列問題的禍首便是「久視」。

生活中哪些人會久視？大家首當其衝會想到「電腦族」。這些電腦族長期坐在電腦前，眼睛對著螢幕「望穿秋水」，螢幕卻對他們散發輻射，長時間會出現頭昏、頭痛現象，此時肝也會受到衝擊。如果肝氣不疏，全身氣血運行紊亂，就會出現以上症狀。

長時間使用電腦的人，平時應該怎麼養肝呢？我建議**要適時更換姿勢、經常按摩穴位。伏案工作時，可以用腳踩另一隻腳的大拇趾和太衝穴、行間穴。**如果可以放下手邊的工作，閉目一會兒，那就一邊踩按，一邊閉目，同時還可以用手揪自己的耳垂和耳尖後上方。

睡前用熱水泡腳時，也可腳踩或用手指按壓肝經上的太衝穴、行間穴。躺在床上後，還可以用一隻腳的外踝按摩另一隻小腿上的足三里穴、豐隆穴。

▼ 足三里穴、豐隆穴是足陽明胃經的腧穴，位於小腿，詳見第五章。

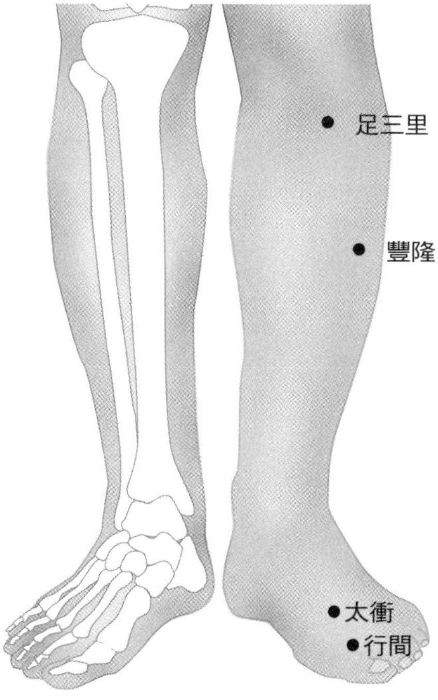

▲ 工作時腳踩太衝穴、行間穴，可以養肝。

只要熟悉了人體經絡的穴位位置和功用，就可以創造出更多的好辦法，但這些辦法僅僅是一種輔助鍛鍊方法。

《黃帝內經・素問・宣明五氣》中有云：「久視傷血，久臥傷氣，久坐傷肉，久立傷骨，久行傷筋，是謂五勞所傷。」別忘了，養生的祕訣裡有一句「不妄作勞」，不妄也包含不要過度的意思。中醫就講究一個「中」字，也就是適度。

05 肝疲勞的預警信號

什麼是亞健康？亞健康指非病、非健康，是介於健康與疾病之間的狀態。

如果你是個忙碌的上班族，就先檢視自己吧！最近是否總感覺精神不振、情緒低落、全身無力、容易疲倦、精力不集中、健忘、眼睛疲勞、視力下降、睡不好、起床時有不快感、肩頸僵硬、手足發涼或麻木、心悸氣短、胃悶不適……這些症狀都默默提醒著，你可能處於亞健康狀態。**經常感到疲憊不堪，是亞健康的典型症狀**。

亞健康最鍾愛白領階級和高知識分子等工作環境緊張、工作壓力較大的上班族，而這種情況多存在於大都市。

工作累嗎？當然！有什麼工作是不累人的呢？可是累也得有個限度。為了健康、為了自己，你必須學會休息。

亞健康在中醫被稱為「未病」，也就是說，到醫院去檢查也不會發現什麼問題，只是平時總感覺很疲累——身累，心也累。中醫認為，亞健康的症狀皆與肝功能失調息息相關，所以發生亞健康的主要原因，是你的肝累了。為什麼這樣說呢？因為**肝是人體最敏感、最脆弱的內臟器官，勞累、熬夜、酗酒都會傷肝**。

前面已經提到，肝主疏泄，調暢氣機，可保證臟腑氣血的正常運行；如果肝失疏泄，就會導致氣血運行失常，臟腑、筋脈失養，則產生疲勞。同時，由於肝失疏泄，肝氣鬱結，乘脾犯胃，就會導致所謂的亞健康狀態，重者還會產生各種疾病。

人的陽氣會隨著四季更替出現「生、長、收、藏」，其中由長轉到收、從藏轉向生，是人體陽氣變化的「兩極」，而這個極的變化，就是由肝負責管理。因此，**一般肝病多在春夏之交、夏秋之交、秋冬之交或冬春之交等，季節交替之時發作**。

以一天為例，丑時是陽潛藏於陰的極（陽入陰叫做寐，陰轉陽叫寤，即醒來），也是肝經流注的時間。

陽是能量的釋放，它不可能源源不絕，是需要休息的。只有透過休養，能量才可以儲備，第二天才會有精神，所以才會說「休息是為了走更長遠的路」。

如果經常熬夜或睡不好，肝失疏泄，應該潛藏的陽沒有好好的休養，第二天醒來能量就會不夠用，此時就會感到疲憊。

肝藏血，以血為體，以氣為用。「人臥血歸於肝」說明**丑時是養肝血的最佳時刻**。由於現代人無規律的夜生活、酗酒、沉迷於電腦，使肝臟儲存和調節血液功能嚴重受損，肝陰血耗損。

肝養目、柔筋、華爪（按：指甲堅韌紅潤、有光澤）的基礎是營血。如果營血虧乏，則儲藏於肝的血量不足，分布到全身的血液不能滿足生理活動需求，不但經常感到乏力，也不耐勞累，且目無血養則會變得乾澀，血不養筋則筋肉屈伸無力，血虛則肝木失其柔和之性。

要怎麼知道自己的肝有問題？**如果一天睡足八小時仍覺得累、眼眶暗沉或眼睛乾澀、皮膚易過敏、整天疲勞氣色差，甚至痘痘長不停，這些都是肝疲勞的表現**。工作緊張、精神壓力大的人，如果長期處於這種狀態，就會造成免疫力低下，而這種長期傷害會轉化成慢性肝損傷。

如果你每天清晨在丑時醒來，就表示肝在透過氣血流注的時間規律向你發出信號了。在針灸治療上，這種失眠患者，根據「病時間時甚者，取之輸」的理論（按：指若疾病在特定時間較嚴重，就可以使用輸穴），以針刺或按揉太衝穴常有改善效果，有經驗的醫生用穴位按壓則可以檢查、治療某些病症。

如果擔心自己的臟器有問題，還是認真做一次健康檢查會比較好。若檢查結果正常，僅是自我感覺不適，可再用中醫經絡理論慢慢研究，但要是想快點解除不適，還是到醫院請專業醫生診治吧。

在所有腫瘤患者中，肝癌患者最需注意保存體力、不能過於勞累，這包括體力上、心理上，有時也涉及性生活方面。古代醫籍中早已明確指出，房勞是許多虛勞及肝病復發的主要原因之一，因此肝癌及肝病患者一定要小心。

不知道大家有沒有想過，為什麼很多人一到春天就會春睏呢？其實，主要原因在於這些人平時生活沒有規律，工作超負荷，大腦思慮過度，導致肝失濡養所致。人體由冬寒進入春溫，由冬藏轉入春生，氣血運行偏於外，如果冬季的養藏之道沒有做好，就會「奉生者少」，導致心腦相對缺血。而肝主藏血，養好肝就可以耐受疲勞，春天就不易發睏。

要怎樣養好肝呢？「凡病之起，多由於鬱」，肝性喜條達，惡抑鬱，所以應順肝性而為，肝五行應木，水可涵木，所以中醫常透過「滋水涵木」的方法來養肝。那水是哪一臟？是腎臟，也就是要養腎。常言道「肝無補，補肝宜補腎」，便是這個道理。

補腎，當然也要順臟性而為。腎主封藏，而怎麼封藏？不妄作勞、不以酒為漿、不以妄為常、不醉以入房、不以欲竭其精，以免耗散其真，常持滿御神，不務快其心，不逆於生樂，起居有常、食飲有節。（按：以上出自《黃帝內經．素問．上古天真論》中，岐伯回答黃帝當代人怎麼違背養生之道，以至於無法像上古人類一般長壽。）

06 春季一定要避風

五臟與自然界的四時相通應，其中肝與春氣相通應，春天是一年的開始，陽氣剛開始升發，自然界萬物復甦、欣欣向榮，有利於肝氣調暢。《黃帝內經・素問・診要經終論》中記載：「正月二月，天氣始方，地氣始發，人氣在肝。」因此，春季養生應順應肝氣舒暢升發的特性。春季養肝養什麼？重點是生血氣，以振奮肝的生機，因為生血氣是肝的主要作用。那麼，如何生血氣？

《黃帝內經・素問・四氣調神大論》指出：「春三月，此謂發陳，天地俱生，萬物以榮，夜臥早起，廣步於庭，被髮緩形，以使志生，生而勿殺，予而勿奪，賞而勿罰，此春氣之應養生之道也。逆之則傷肝，夏為寒變，奉長者少。」

首先，夜臥早起是指晚點睡、早點起。春天的生發之氣剛剛起來，不要太早睡，也不要太晚起床，最好在子時前入睡，並在肝經當令的丑時保持熟睡。不少人的肝病其實是熬夜「熬」出來的。一般人在熬夜後大都會雙目赤紅，這就是肝火上升的症狀。

早起，就是在太陽剛升起的時候起床，起床後應多散步，去晒晒太陽。

被髮緩形，以使志生，描述的是身體和精神的狀態。此時要將頭髮散開、穿著寬敞的衣物，不要使身體受到拘束。並且讓精神隨著春天萬物的生發而舒暢活潑，充滿生機。

再來，生而勿殺，予而勿奪，賞而勿罰，意思是說，對待事物，也要符合春天的特點，應當發生的就讓它發生，而不要去傷害它；應當給予的就給予，而不要剝奪它；應當培養的就去培養，而不要懲罰它。

否則會使肝臟之氣受到損害，到了夏天，還會引發寒性疾病。

最後，肝惡風，惡是厭惡、討厭的意思。且肝屬木，木生風，風為百病之長，風輕上行，外來邪風先侵犯頭部，易造成頭痛。人的腦後有一穴位叫風池穴，有句話說「風進風池掀巨浪」，意思是若風邪侵襲風池穴，就會生大病。

怎麼吃，也有四季對照

現在很多人提倡喝醋，推薦的人都說，每天早上喝點醋，可以降血脂、減肥、軟化血管、美容養顏等，也有人推薦以食用醋泡花生米、黃豆、黑豆、雞蛋等。他們說，這些方法用的都是廚房裡的東西，絕對安全。

我認為，食療法還是應該依照傳統中醫理論執行，這也就是為什麼有時候偏方用了有效，有時用了就無效。關鍵是要了解所用食物或藥物的性味歸經（按：性指藥物的寒、熱、溫、涼；味指氣味；歸經指回歸臟腑與經絡），辨明病證的陰陽表裡寒熱虛實。對證有效，不對證就無效。所謂「治病容易辨病難」。

古人云：「察色按脈，先別陰陽。」就是要先辨明病情的陰陽屬性，確定好治療的大方向，然後選擇合適的治療方法。再者，必須食飲有節，五味（按：指人能嚐到的五種味道：酸、苦、甘、辛、鹹，並分別對應五行木、火、土、金、水）不可過極和偏嗜。

《備急千金要方》中記載，春季宜「省酸增甘，以養脾氣」；明代高濂《遵生八牋》中亦指出「當春之時，食味宜減酸益甘，以養脾氣」。為什麼要省酸增甘？酸性收斂，不利「發陳」，有違春氣之應，甘味入脾，脾屬土，肝屬木，肝木可以克脾土。

春三月應順應肝木的特性，使其舒暢條達、生發向上，這符合「賞而勿罰，予而勿奪」的原則。為防止肝木過旺克伐脾土，可在飲食上增加甘味以「實其脾氣」。

明白這個道理，其他季節的五味增減也就可以相應推衍出：春宜省酸增甘以養脾氣；夏季宜省苦增辛以養肺氣；長夏當省甘增鹹以養腎氣；秋季則宜省辛增酸以養肝氣；冬季則宜省鹹增苦以養心氣。

也就是說**春季宜少食酸味**，多食甜味，以補養脾氣；**夏季宜少食苦味**，多食辣味以補養肺氣；**長夏（指立秋到秋分之間）少食甜味**，多食鹹味，以補養腎氣；**秋季少食辣味**，多食酸味，以補養肝氣；**冬季少食鹹味**，多食苦味，以補養心氣。

這些都是根據五行理論推衍而來，對於四季分明的地區可以作為參考，實際應用宜因人、時、地制宜，不可完全照書養生，分析明白原理後還要應用有效，這才是硬道理。

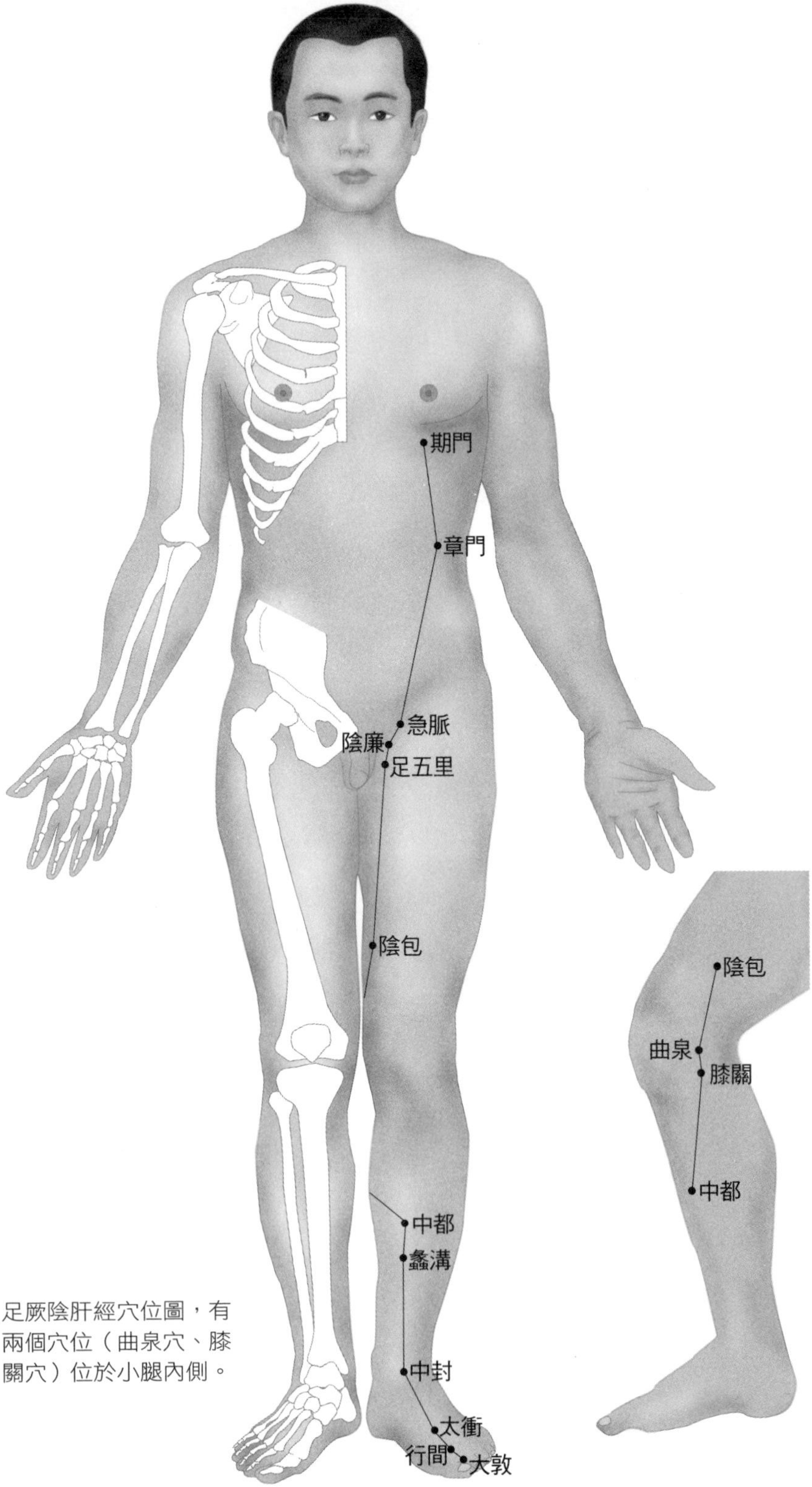

▲ 足厥陰肝經穴位圖，有兩個穴位（曲泉穴、膝關穴）位於小腿內側。

黃帝內經養生錄

問：我平時工作忙碌，最近常臉色發青，可能是平時過度加班損害了肝而導致，請問怎麼注意養肝？

答：要養護肝，就要找時間多休息。宜戒酒，不亂服藥。可以提兩個穴位——太衝穴、太溪穴——供你參考。可以的話，在酉時（晚上五點至晚上七點）安神定志片刻，按揉湧泉穴、太溪穴，或者做十趾抓地動作，同時做叩齒（按：將牙齒上下扣合，有助於牙齒堅固）、赤龍攪海（按：以舌頭在口腔內攪動）、鼓漱吞津（按：以唾液漱口並緩緩嚥下。以上三步為道家養生之道）等動作。如有不適，應到正規醫院進行相關檢查，及時進行調理。

問：什麼時候按摩肝經最好？

答：理論上，在肝經最旺的丑時按摩最好，但此時應保持熟睡，以順應自然。因此，可以將其改為在同名經手厥陰心包經當令的戌時（晚上七點至晚上九點）按摩，或者採用酉時（晚上五點至晚上七點）腎經當令之時按揉腎經原穴——太溪穴，同時按揉肝經原穴——太衝穴。

（按：同名經源於《黃帝內經》裡三陰三陽的概念，三陽指陽明、少陽、太陽，三陰指太陰、少陰、厥陰。手三陰與足三陰同名相對，互為同名經。因此，肝經（足厥陰肝經）的同名經為手厥陰心包經。）

問：最近工作壓力大，常情緒低落、焦慮不安，也有失眠健忘的困擾，這是否與太過勞累有關？

答：要是想明白了，就按照正確的生活方式去做，明知故犯，光說不練，結果可想而知。三思之後一定要有所行動，並將其成為習慣。陶淵明曾言：「勤學如春起之苗，不見其增，日有所長；輟學如磨刀之石，不見其損，日有所虧。」此言用在養生修身上也是一樣。應選擇適宜的調養方法，及時消除不適症狀。

第三章

養肺，避大寒、大熱、大風、大霧

寅時經脈氣血循行流注至肺經，肺有病的人經常會在此時醒來，這是氣血不足的表現。《黃帝內經．素問．刺法論》中記載：「腎有久病者，可以寅時面向南，淨神不亂，思閉氣不息七遍，以引頸嚥氣順之，如嚥氣甚硬物，如此七遍後，餌舌下津令無數。」

寅時（三點到五點）

01 吞口水健體，是有科學依據的

《黃帝內經．素問．靈蘭祕典論》中指出：「肺者，相傅之官，治節出焉。」如果把心比作一位君主，那肺就像輔佐君主的宰相，協助心臟治理全身，調節氣血營衛，溝通和營養各個臟腑。

在時辰養生中，寅時是由肺值班。這時大地陰陽開始發生轉化，由陰轉陽，這時人們需要保持熟睡。寅時睡得好的人，第二天清晨就會顯得面色紅潤、精神充沛。

肺主一身之氣，它具有主持、調節全身各臟腑經絡之氣的作用。**寅時**人體氣血開始重新分配，心需要多少、腎需要多少，這是由肺經分配的。如果此時**醒來，多是肺氣不足的表現**。因此，過敏氣喘、咳嗽等與肺經相關的疾病，通常會在寅時發作，尤其是過敏、氣喘的小孩，常在此時咳到醒來。

有沒有辦法解決這個問題呢？根據經絡理論，可取肺之原穴——太淵穴。原穴是臟腑原氣（即元氣）經過和留止的腧穴。

十二經脈在腕、踝關節附近各有一個原穴，合為十二原穴，如下頁表 3-1 所示。陰經的原穴即本經五輸穴中的輸穴，陽經則在輸穴之外，另有原穴。原，含本原、真元

經脈	肺	大腸	胃	脾	心	小腸	膀胱	腎	心包	三焦	膽	肝
原穴	太淵穴	合谷穴	衝陽穴	太白穴	神門穴	腕骨穴	京骨穴	太溪穴	大陵穴	陽池穴	丘墟穴	太衝穴

▲ 表3-1 十二經脈原穴表，原穴是臟腑原氣經過和留止的腧穴。

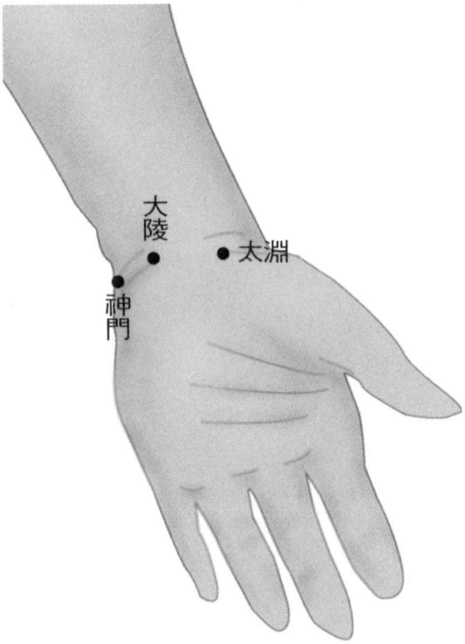

心經：神門穴。

心包經：大陵穴。

肺經：太淵穴。

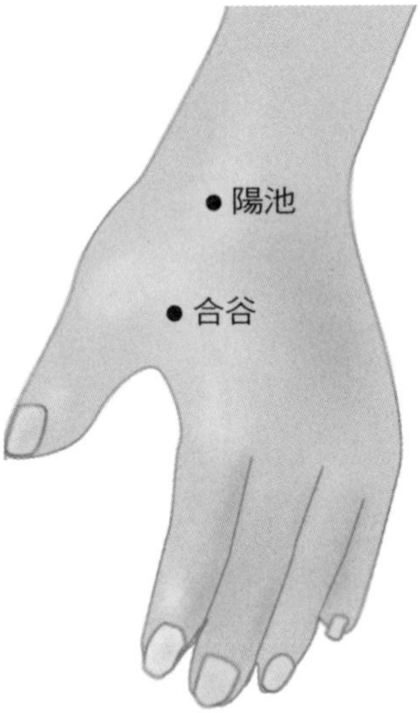

大腸經：合谷穴。

三焦經：陽池穴。

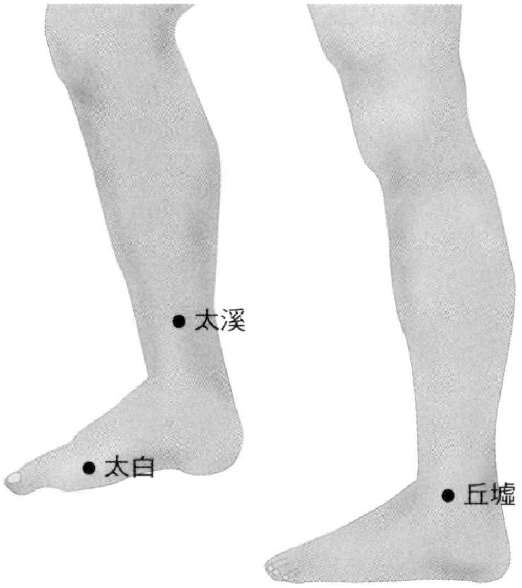

脾經：太白穴。

腎經：太溪穴。

膽經：丘墟穴。

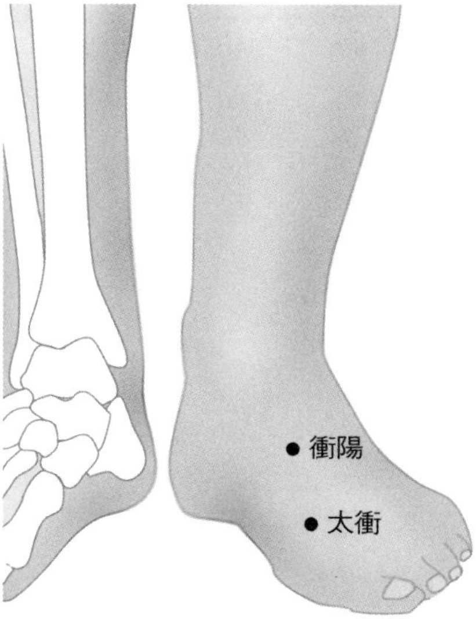

胃經：衝陽穴。

肝經：太衝穴。

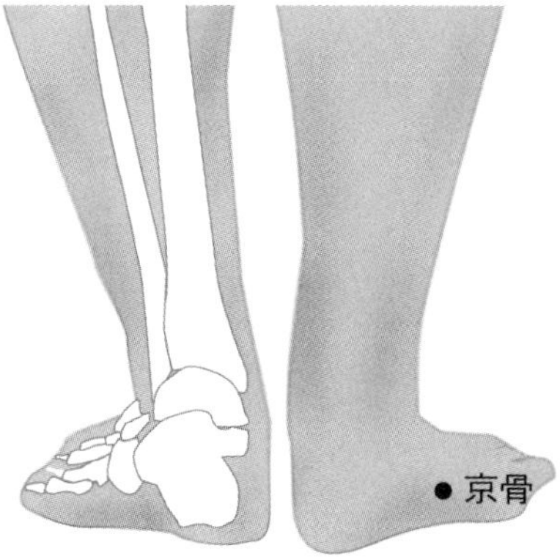

膀胱經：京骨穴。

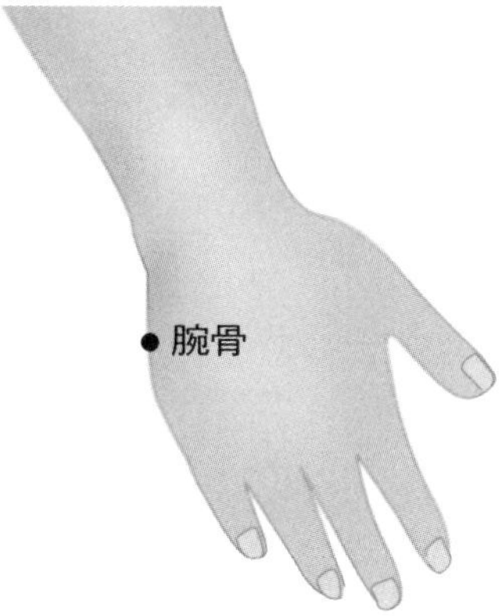

小腸經：腕骨穴。

▲十二經脈在腕、踝關節附近各有1個原穴，合為十二原穴。

之義。原氣來源於臍下腎間，是人體生命的本源，維持生命活動最基本的動力。原氣透過三焦輸布於全身臟腑、十二經脈，其在四肢駐留的部位就是原穴，由此可見原穴對人體非常重要。臨床上主要用於臟腑疾病的診斷和治療。

「五藏有疾也，應出十二原。」也就是說，當臟腑發生病變時，會在原穴表現出來。根據原穴部位出現的異常變化，可以推測、判斷臟腑功能的盛衰、氣血盈虧的變化。

「五藏有疾，當取之十二原。」在臨床上，原穴有祛邪和扶正補虛的功能。取用原穴能使三焦原氣通達，從而激發原氣，調動體內正氣以抗禦病邪，臨床主要用來調整臟腑經絡的虛實來治療五臟病變。

原穴在具體應用時，還可與其他輸穴相配伍。常用的配伍方法有臟、腑原穴相配，原、絡相配，原、俞相配，原、合相配等。所以，按五臟有疾當取之原的理論，肺有疾當取肺之原穴，即太淵穴。

根據《黃帝內經．靈樞．順氣一日分為四時》：「病時間時甚者，取之輸。」即對於按時發病或症狀加重，可以取此時當令經的輸穴。肺經（手太陰肺經）的輸穴還是太淵穴，因為陰經的輸穴和原穴是同一個穴位，即「以輸代原」，所以還是選擇太淵穴。

如果根據「虛則補其母」理論，應用五輸穴時，肺在五行屬金，土生金，即土為金母。在肺經上穴性屬金的穴位為經渠穴，穴性為土的穴位為太淵穴。所以培土生金，還是要選擇太淵穴。

根據我個人經驗，對於寅時醒來難寐者以針刺太淵穴，常可一穴見效。這是針灸的臨床經驗，而對於不會針刺，或沒有條件針刺的患者，自己輕柔（輕柔屬補，重按為瀉）按摩太淵穴，或許能夠取效。民間中醫的經驗是，以指代針按揉穴位的效果取決於施術者是否練功。所以，如果自己按揉後不能取效，最好還是到醫院請醫生診治。

此外，根據現代醫學研究，人體在清晨寅時血壓低，脈搏、呼吸次數也少，尤其是**在清晨四時左右，此時血壓最低、腦部供血量最少、生命力最弱**，尤其肺系疾病、心肌梗塞、腦血管栓塞、嬰兒猝死症……都易發病，特別是冬季。因此，有這些病人的家庭，一定要在寅時多照顧病人，以防意外發生。

中醫養生專家認為大寒、大熱、大風、大霧須避之。而肺主皮毛，司肌膚腠理（按：肌肉和皮膚的紋理）之開合，因此在寅時一定要做好防寒、防暑，這是首要保肺之道。肺部虛弱者，可平時學習按摩、導引（按：以肢體運動為主，配合呼吸吐納的養生方式）等保健方法，以增強機能、改變體質。一旦察覺肺系疾病症狀，及早治癒，以絕後患。

寅時醒來後要是睡不著，不妨披好衣服練習靜坐。坐姿以自己能接受的動作為主，散盤、單盤、雙盤均可。道家認為「天開於子，地闢於丑，人生於寅」，寅時乃肺經當令，肺主一身之氣，肺朝百脈，所以是練氣的最好時機。

兩手握固、結印或掐訣（按：用拇指掐其他屈伸指頭並誦念咒語）置於腹前，存神內守，以舌於口腔中上下攪動、舔揉牙齒、牙床內外，術稱「赤龍攪海」。

舌下繫帶兩邊有金津穴、玉液穴兩穴，當津液滿口時，叩齒鼓漱（次數自訂，如果怕影響別人可以直接鼓漱），然後分數次嚥下，意隨吞嚥動作轉移至小腹。依法吞嚥七次。應該注意的是，在行功過程中呼吸應始終保持自然舒暢，**不論有無唾液或唾液多少，皆應做以上意想和吞嚥動作**。

閉口攪海鼓漱可刺激唾液分泌，現代醫學研究證明唾液中含有黏蛋白、球蛋白、澱粉酶、溶菌酶等有機物。因此，**赤龍攪海、吞津是有充分科學依據的健體防病良方**。此法是透過用舌舐口腔及漱口動作，刺激唾液腺分泌，這種導引方法始見於《黃帝內經》。

《黃帝內經．素問．刺法論》中記載：「腎有久病者，可以寅時面向南，淨神不亂，思閉氣不息七遍，以引頸嚥氣順之。如嚥氣甚硬物，如此七遍後，餌舌下津令無數。」這樣可以「使人丁壯有顏色，去蟲而牢齒也」（按：指使人精力充沛、氣色紅潤，去除體內的寄生蟲，同時讓牙齒更加堅固）。

《太上黃庭內景玉經》中亦載：「口為玉池太和宮，漱咽靈液災不乾。」嵩山隱士太元先生亦於《太元氣經》中著述：「天地有泉源，非雷霆功則氣不能潤蕩萬物。人身有津液，非咽漱則無從溉五臟、蒙五彩……。」

此法備受歷代功家推崇，諸如南北朝陶弘景、隋代巢元方、唐代孫思邈、宋代劉河間及明代高濂和汪昂、石室道人，以及清代方開，還有少林祖師達摩、大文學家蘇東坡、明太祖朱元璋之十七子寧獻王朱權等，歷代著名醫學家、養生家、武功大師也都奉此法如瑰寶奇術，舉不勝舉。

為什麼腎有病，卻要在肺經當令的寅時運功？這就是五行學說在養生上的運用。因為腎屬水，肺屬金，按照五行理論，金能生水，虛則補其母。補腎也就是用補金的方法，即「金水相生法」。

要如何補肺？土能生金，所以臨床常用培土生金法。比如，肺氣不足者，常用健脾益肺的方法，參苓白朮散（按：出自宋朝太醫局編寫的《太平惠民和劑局方》，專治脾胃氣虛）就是在此原則下的處方；運動療法以五行拳為例，五行拳橫拳屬土應脾，劈拳屬金應肺。練拳時適當多練習一下橫拳、劈拳，就是取培土生金、健脾益肺之意。知道了五行生克的關係和補瀉原則，也就可以化生出很多的方法。

02 窩囊廢其實是肺窩囊

《黃帝內經．素問．宣明五氣》中指出：「五藏所藏……肺藏魄。」魄就是人的魄力、氣魄、體魄，屬於精神活動的一部分，代表一種勢不可擋的力量。

《類經．藏象類》指出：「魄之為用，能動能作，痛癢由之而覺也。」說明人體一些知覺和動作是「魄」作用的結果。

在生活中，常罵不成事的人叫「窩囊廢」，是個廢物、不中用的傢伙。而中醫裡，則將窩囊廢也稱為「窩囊肺」，那為什麼不叫窩囊心、窩囊肝、窩囊脾呢？

說一個人窩囊肺，就是說他的肺窩囊。**肺有問題、肺氣不足也常表現為缺乏魄力**，就會變得很窩囊。人的肺氣足，就會有魄力，常能做成大事；而肺氣不足的人，連說話聲音都很小，表現為缺乏魄力，自然就成了成事不足的「窩囊廢」了。

肺開竅於鼻。鼻為呼吸之氣出入的主要通道，與肺直接相連。《黃帝內經．靈樞．五閱五使》指出：「鼻者，肺之官也。」如果肺氣宣暢，則鼻竅通利，呼吸平穩，嗅覺也靈敏；如果肺失宣發，則鼻塞不通，呼吸不利，嗅覺也差。

據說國外還有這樣一句諺語：「大人物必有一個大鼻子。」中國在相面（按：觀察人的容貌以判斷禍福）時也很講究：女看眉毛，男看鼻。如果一個男人的鼻子位居中央，周正、挺拔、個大，就能成大事，這也是魄力十足的表現。

魄力足，可不是腦子一熱的蠻幹，要有理智。凡事都是有利有弊，五行要平衡，弱的要補，太旺盛的要疏導，要把其多餘能量往下傳，不能讓多餘的能量克制其他臟器，所以遏制並不是最好的辦法，就像治理洪水一樣，要多疏導，多分流，實在不聽話的再進行克制。

肺氣虛常見少氣乏力，動則氣喘，體虛易感等。臨床根據「虛則補其母」的原則，常採用「培土生金」的方法，即健脾益肺法。**補肺氣的穴位有：肺的原穴、輸穴即太淵**

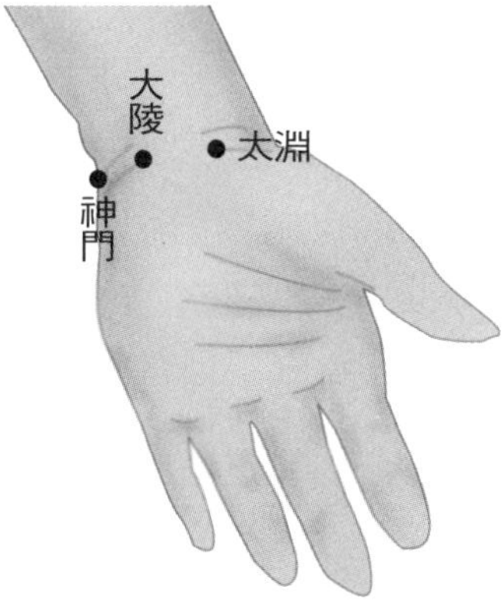

▲ 太淵穴（肺的原穴、輸穴）位於手腕，能補肺氣。

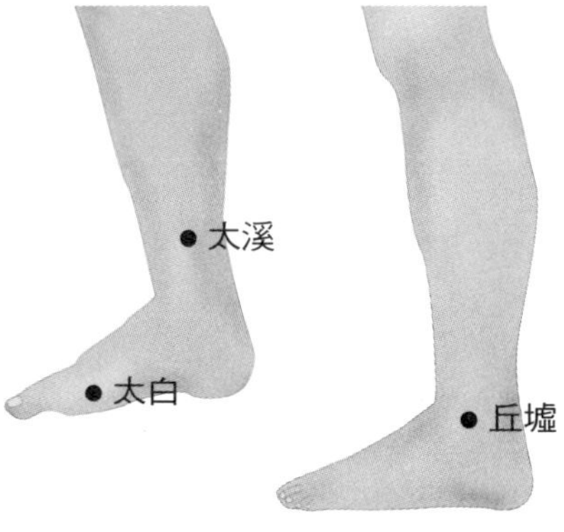

▲ 太白穴是脾經原穴，因「虛則補其母」原則，也可用來補肺氣。

穴，或肺的母經脾經的原穴即太白穴（見上頁圖）。

五行拳的橫拳屬土應脾，劈拳屬金應肺，可以經常練習以宣降肺之氣機。如果練習劈拳的同時練習橫拳，根據五行理論則屬培土生金法。

03 秋主收，宜養肺

肺氣與秋氣相通應，肺氣在秋季最旺盛。此時，肺的制約和收斂功效強盛。到了秋天，人體的氣血運行也隨秋收而衰落，逐漸向冬藏過渡。因此，人也應當順應秋氣而漸收。

如果不收，肺臟很容易受到乾燥氣候的傷害而患上肺熱病，此時病人右臉頰會顯得通紅、肺氣過盛、面色枯槁、胸背和四肢都會感到疼痛，還容易引發上呼吸道感染，出現鼻塞和打噴嚏等症狀，嚴重會導致慢性哮喘和肺氣腫。

如果肺臟陰氣重而陽氣弱，人的身體就會變得黝黑、虛弱、怕冷，很容易感到疲累，在情緒上表現為憂傷、悲愁，容易擾亂精神，人體會有一種說不出的不適感。

秋季養肺應以收為主，如何收呢？

《黃帝內經》中說：「秋三月，此謂容平，天氣以急，地氣以明，早臥早起，與雞俱興，使志安寧，以緩秋刑，收斂神氣，使秋氣平，無外其志，使肺氣清，此秋氣之應養收之道也，逆之則傷肺，冬為飧泄，奉藏者少。」

在秋季，人們應該「早臥早起，與雞俱興」，也就是說，要早睡早起，起床時間比春季稍晚一些，大體以與雞活動的時間一致為宜。雞啼叫的時間，也就是天剛亮的時候，所以人

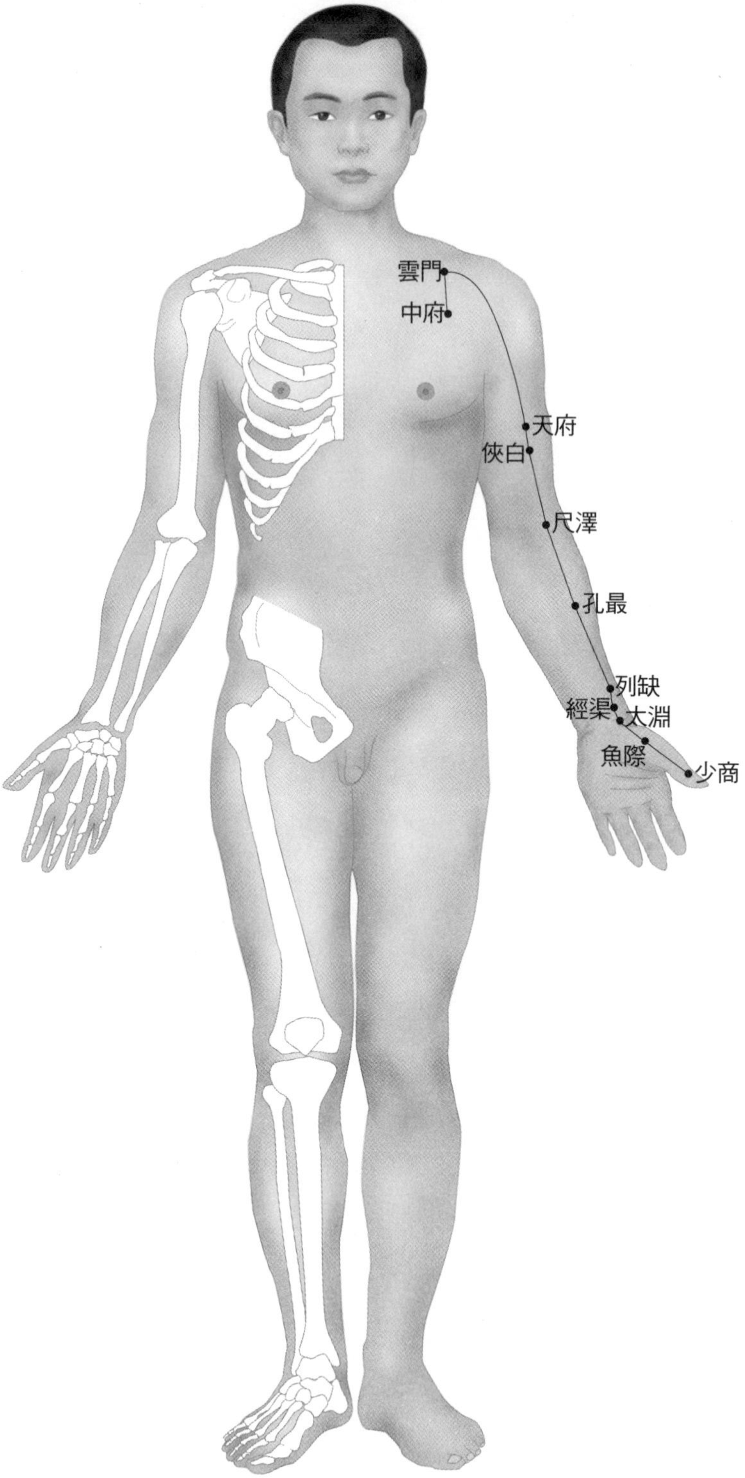

▲手太陰肺經穴位圖。肺經共有11個腧穴，起於中府穴，終於少商穴。

們一定把握這個時機起床。

而精神、情緒上要保持安定平靜，藉以緩解秋涼之氣對身體的束縛，也就是所謂的「使志安寧，以緩秋刑」。

如果秋天時，還一天到晚想事情，那你的肺就不夠調和了，身體就會變得不好，所以要開始收斂種種作為，保持平靜。怎樣才能做到安定平靜？這就要求人們收斂思緒，控制心情，遇事不急不躁，平靜自然，使肺氣保持通利調暢。如果違背上面的法則，就會傷害肺氣，到了冬季還會發生頑固腹瀉病。

為什麼？因為「收」是冬季「藏」的基礎，秋天陽氣應當收而未能很好的收，冬天陽氣就會應藏而不能藏。肺是五臟中的嬌臟，無論是在秋季，還是平時，我們都要善待它。

黃帝內經養生錄

問：經常吹冷氣，是否會對健康造成不良影響？

答：中醫認為「形寒飲冷」皆有害於肺，因為肺主皮毛，皮膚是肺的對應部位。如果皮膚感受寒氣，會直接影響淺表氣血的運行和汗液的排泄，氣血運行和汗液排泄一有問題，肺氣的宣肅功能，也就是肺的氣化功能馬上就會受到影響。

所以，冷氣吹得太過，不利於肺臟的氣化功能。「手太陰肺之脈，起於中焦，下絡大腸，還循胃口，上膈屬肺」，吃了寒涼性食物，寒氣會從內在肺經影響肺的功能，吹冷氣則是由外在體表侵入，其致病結果是相同的。

問：在什麼時間按摩肺經最好？

答：當然也是在肺經最旺之時按摩最好，但此時是凌晨三點至五點，是睡眠的時間。因此，可以從同名經上找其他穴位。肺經的同名經是脾經，可以在上午九點至十一點足太陰脾經當令的時段進行按摩。又因「五藏有疾，當取之十二原」的原則，選取肺經的原穴（也是輸穴，穴性屬土，土為金母，肺屬金，虛則補其母，故取其母穴）太淵穴，再加上脾經原穴太白穴，則有培土生金、健脾益肺之意，有點像參苓白朮散的功效。

問：秋季養肺，該吃什麼食物？

答：**秋季養肺最好是多吃白梨、白蘿蔔、百合、蓮藕、白木耳等白色食物。**根據中醫五行理論，五行中的木、火、土、金、水，分別與五臟中的肝、心、脾、肺、腎和五色中的青、赤、黃、白、黑相對應。

肺臟與白色都屬金，白色應肺。因此，經常吃白色食物可達到養肺的效果。

第四章

晨起排便，排毒兼美肌

卯時是大腸值班，此時要養成排便的習慣。起床後宜先喝杯溫開水，再把前一天累積下來的廢物都排出體外。晨起喝一杯溫水，也可稀釋血液，防止血栓形成。

卯時（五點到七點）

01早上五點到七點的例行公事

《黃帝內經．素問．靈蘭祕典論》說：「大腸者，傳導之官，變化出焉。」與其他臟腑一樣，中醫也替大腸封了官，叫傳導之官。什麼是傳導？從字面上理解，即傳化和疏導。

根據以上意思，我們也概括出了大腸的兩大功能——主傳化糟粕和主津。什麼是主傳化糟粕？大腸上接小腸，接受小腸食物殘渣，吸收其中多餘的水液，形成糞便。大腸之氣的運動，將糞便傳送至大腸末端，並經肛門有節制的排出體外。

大腸主津，說明大腸吸收水分，參與調節體內水液代謝的功能。大腸接受經過小腸泌別清濁作用後所剩下的食物殘渣和剩餘水分，將其中部分水液吸收，使食物殘渣形成糞便，即常說的燥化作用。

大腸主傳化糟粕和主津的功能，什麼時候發揮得最好？卯時，也就是**早上五點至七點**，此時是這位傳導之官值班。它值班時，**我們最應該做的就是排便**。排便是大腸功能最直接的表現。卯時大腸工作勤奮，一覺醒來，正好如廁。

由於大腸位於身體末端，負責的又是消化後的食物殘渣，氣味不佳，因此人們經常忽略其對健康的重要性。也就是說，我們往往只顧享受口腹之慾，卻讓大腸承擔痛苦。常有人嗜食麻辣火鍋等辛辣食物，如廁時卻如火燒般痛苦；又如現代人嗜食膏粱厚味（按：肥膩豐富的食物），卻因缺乏纖維質，使殘渣不易排出，積留在大腸中，成為致病因素。

為了避免此類事情發生，我們一定要照顧好自己的大腸，尤其是在卯時這一時間段。在卯時要怎麼照顧大腸呢？按時排便是最好的方式。

有一種說法是，每天早上起床的第一件事就是空腹喝一杯鹽水，其功效就是清腸排毒。不過依我的觀點，淡鹽水可用來漱口，但晨起飲水還是喝溫開水比較好。不僅如此，一年四季飲水都是這樣。為什麼？因為以下三點原因：

首先，晨起飲水的目的是補充前一夜流失的水分，並稀釋血液。研究和實踐證明，白開水是承擔這一任務的最佳選擇。其他飲品，不論濃度高低，都不能達到白開水的保健功效。相反的，還可能造成血液進一步濃縮。在正常生理情況下，人體對鹽的需求量很小，僅為每日兩公克至三公克，自然飲食完全可以滿足。

如果沒有大量出汗或其他特殊需求，沒有必要飲用淡鹽水，更不需要養成這樣的習慣。為了口腔消毒，或緩解咽喉腫痛，用淡鹽水或飽和的濃鹽水漱口是一種有效方法，但這與飲用淡鹽水完全不是同一回事。

再者，不論是健康的人、高血壓病患或伴有高血壓的其他疾病患者（如糖尿病等），增加鹽的攝入量都可能升高血壓。對健康的人來說，血壓升高的結果可能還不至於造成高血壓，但對於高血壓患者，則可能是雪上加霜，導致病情波動。

通常，**晨起是一天中血液黏稠度最高的時候，血壓也達到高峰，對心臟病患者來說，清晨是病情波動最危險的時期**。因此，任何促使血壓升高的因素，如飲用淡鹽水等都應盡量避免，高血壓患者尤應注意。

最後，在飲食上，個體和群體是兩種概念。有時，我們會遇到這樣的情況：有的人吃較多鹽分，但血壓並不會因此升高。其實，這不奇怪——所謂「攝入高鹽會導致血壓升高」的觀點，是從群體角度所得出，是對群體中絕大多數個體都適用的原則。

但個人因存在個體差異，情況可能不盡相同，不過也不能因為某個個體的特殊性而否定適用於群體的普遍原則。從科學的角度，採用群體的基本原則調整自己的飲食，是最為安全和適宜的做法。個體如果能做到避免攝入高鹽，那麼就可以將導致血壓升高的飲食危險因素降到最低。

既然說到喝白開水，對於高血壓患者來說，喝白開水也是有學問的。

首先，**高血壓病人要確保每天三個時段有水喝。一是晚上睡前半小時**，以防止晚上因水分散發導致血液黏稠。**二是半夜**，如果醒來去廁所，也要再補充一杯水，或者至少喝幾口。**三是睡醒後**，此時喝水可以避免血液黏稠時就開始一天的各種活動，以免引發血栓。

補充身體水分的飲水方式也要點滴而入，不可用灌的，更不可飲用冷水。

02 口角常潰爛，壓合谷穴

大腸經為手陽明經，在十二經中有獨特的應用，像是養陽、生津、通腑等作用。如果手陽明大腸經的經氣發生異常變動，就會導致牙齒疼痛、頸部腫大等症狀。大腸經上有一個支脈，是從缺盆穴（按：屬足陽明胃經，位於鎖骨上窩中央）往頸部，經過臉頰，到下牙齦後回繞至上唇，分左右交會於人中，夾鼻孔兩側接足陽明經。

所以，**口角常出現潰爛的人，可以刺激大腸經以改善症狀**。方法很簡單，只要用指壓或刺激經絡上的穴位，比如合谷穴（見左頁圖），經絡本身就可以跟它相關的肌肉、骨頭、血管、關節聯絡，改善循環不順暢的問題，甚至還可以治療遠端的疾病。《四總穴歌》裡的「面口合谷收」，說的就是這個道理。

說到合谷穴，它可是大腸經送給人體最好的禮物。合谷穴，也就是常說的虎口，是大腸經的原穴。合，匯也，聚也；谷，兩山之間的空隙也。合谷就是指大腸經氣血會聚於此，並形成強盛的水溼風氣場。

為什麼又叫虎口？虎，八卦中的寅木也，風也；口，出入之所也。虎口意指穴內的氣血物質的運動形式為風木的橫向運動。

合谷穴又名含口。含，包含、容納也；口，脾胃之屬也。含口意指本穴的氣血物質有脾土的長養特性。因此，常按摩此穴還有健脾胃的作用。

合谷穴位於手背上第一、第二掌骨間，第二掌骨橈側（按：以手掌為例，靠小指一側稱為尺側，靠拇指一側稱為橈側）中點處。以下是一個簡單的取穴方法：用一隻手的拇指第一個關節橫紋正對另一隻手的虎口邊，拇指屈曲按下，指尖所指處就是合谷穴。

只要按摩合谷穴，就可以讓大腸經經脈循行之處的組織和器官疾病減輕或消除。合谷穴的功效數不勝數，比如**痔瘡發作**、**便血時**，**可以按摩或搓揉合谷穴**，用指尖或是使用工具都可以，只要有痠脹感就表示得氣了。

除了合谷穴，肺經的孔最穴也很有效（見下頁圖）。需要注意的是，指壓時應朝小指方

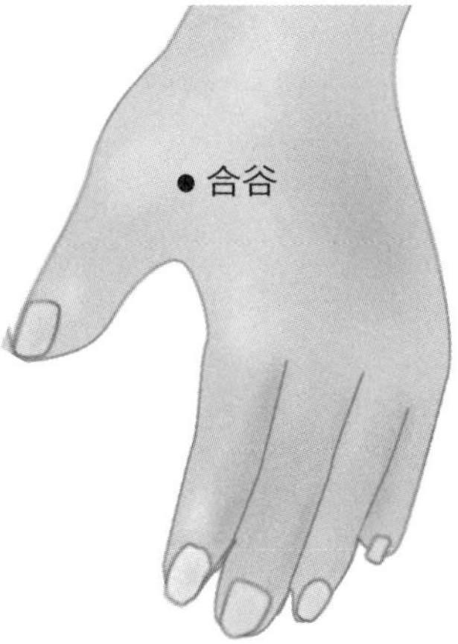

▶合谷穴位於手背上第一、第二掌骨間，第二掌骨橈側中點處。

向用力，而非垂直手背按壓，這樣才能更好的發揮此穴的療效。

而因為手陽明大腸經會經過下牙齦，**下牙疼時按揉合谷穴約五分鐘，可減輕疼痛**。如果患牙齦炎，並且持續時間較長，反覆發作，經常按壓合谷穴也能收到意想不到的效果。

如果是**上齒痛，則需要取胃經的內庭穴**。

除此之外，合谷穴還是一個急救穴。如果**因中暑、中風、虛脫等導致暈厥時，可用拇指掐捏患者的合谷穴**，持續兩分鐘至三分鐘，暈厥一般可緩解。如果同時用指尖掐按人中穴，醒腦回甦的效果更好。此外，平常**鼻子過敏者，也可以常常按壓合谷，以緩解症狀**。

儘管按壓合谷穴的好處很多，但是在實際操作時需要注意，**孕婦不宜按摩合谷穴，更不要針灸**。根據文獻記載，針刺合谷穴可能導致流產。

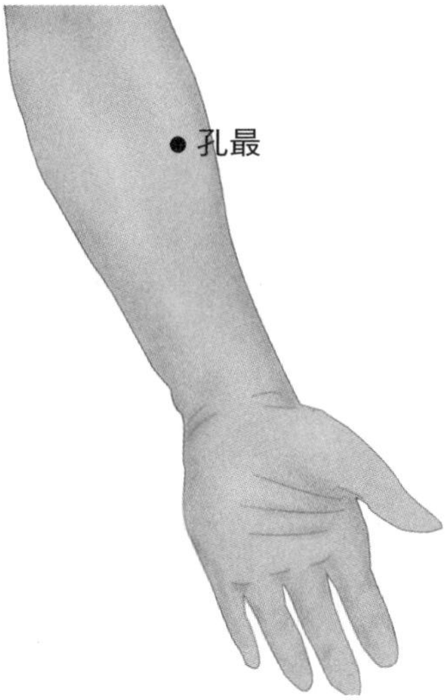

▲ 按摩肺經的孔最穴也對治痔瘡有效。

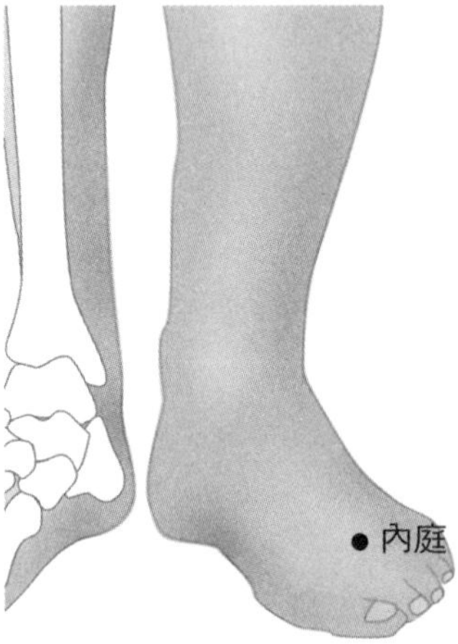

▲ 胃經的內庭穴可以治療上齒痛。

03 便祕是百病之源

對於便祕與腹瀉，通常有這樣的說法：體內有熱時，可能造成便祕現象；體內有寒時，就可能造成腹瀉現象。

但實際情況不只這些，要確定是哪些證型，還是要請醫生診斷，這裡暫不詳述。

情緒也會造成便祕

現代人生活步調緊湊、工作壓力大，有的人又吃了太多葷腥之食，或是不容易消化的精緻食物，若新陳代謝不理想，就會出現便祕、口臭等現象。

便祕是百病之源。短期便祕是腸道健康亮紅燈的警訊，長期便祕則是腸道健康的無形殺手。長期便祕，也就是我們所說的習慣性便祕，會因體內產生的有害物質不能排出，而引起腹脹、口臭、食慾減退和易怒等身體中毒症狀。此外，還會使身體發胖、皮膚老化，引起貧血、肛裂、痔瘡、直腸潰瘍等疾病。

食物是治療便祕的最好藥物。經常便祕的人，應該多吃潤腸、滑腸、含纖維素較多的食物。其中，**核桃就是通便的法寶**。方法很簡單：核桃仁、芝麻仁各三十公克，搗爛後用開水沖服。這兩種食物均含大量油脂，有助於潤腸，可消除便祕宿疾。如不搗爛，可直接口嚼少量，嚼極碎後吞下也可。

如果平時常感口乾舌燥，而且失眠、多夢，多是肝火旺所致，也常引發大腸病，引起便祕或熱痢。因此，每天清早最好保持飲食清淡，吃素食或吃水果也有助於大腸排泄。

很多老年人都會便祕，主要有以下幾個原因：有的老年人因為年紀大出現陰虛現象，陰虛就是津液不足。如果大腸津液不足，就會引發火氣，進而引起糞便乾燥、排便困難。有的老年人不是津液不足，而是肺氣虛，肺與大腸相表裡，肺出了問題，也會影響大腸的蠕動功能，進而造成便祕現象。

此外，便祕有時也與精神壓力、緊張有關。因為情志因素造成肝氣鬱結，或因情緒過度亢奮而化火，也會引起便祕。因此，人到老年，保持良好的心態也是對大腸的最好保養。

腹瀉與排便次數無關

一想到腹瀉，腦海裡都會浮現出一天衝進廁所好幾次的情景。實際上，**腹瀉與排便次數無關。即使一天只排便一次，但如果糞便呈泥狀或水狀，就是腹瀉**；一天上五、六次廁所，但如果都是有形狀的糞便，就不能稱為腹瀉。

中醫論腹瀉，是要辨證論治的。例如，因吃壞肚子而致的急性腹痛、腹瀉，乃主張「通因通用」，也就是透過吃瀉藥來排除體內毒素以止瀉；有人在卯時天亮即習慣性肚臍痛，繼而拉肚子，此稱「雞鳴泄」，也稱「五更泄」，這是命門火衰（按：即腎陽虛，詳見第十章），造成大腸經不能提升而致的腹瀉，需要補脾腎以止瀉。

針刺穴位時，常取大腸的下合穴上巨虛穴並配合中脘、關元（按：中脘、關元屬任脈，分別位於胸骨下緣與肚臍的中點，及肚臍下四指處）、天樞穴以治療腹瀉。

水樣瀉，則取小腸的下合穴下巨虛穴。

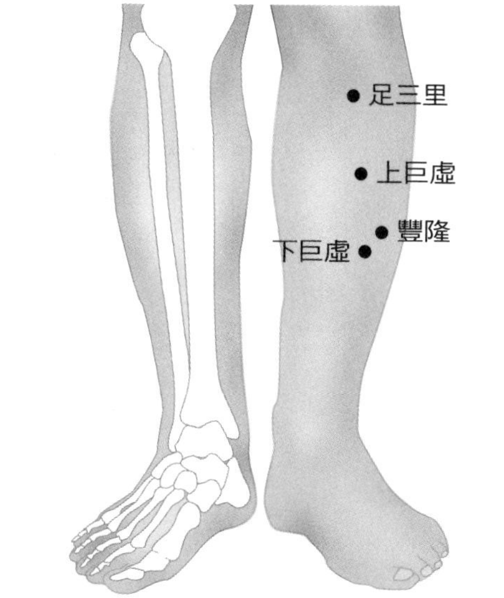

▶ 胃經的上巨虛穴、下巨虛穴分別是大腸、小腸的下合穴。

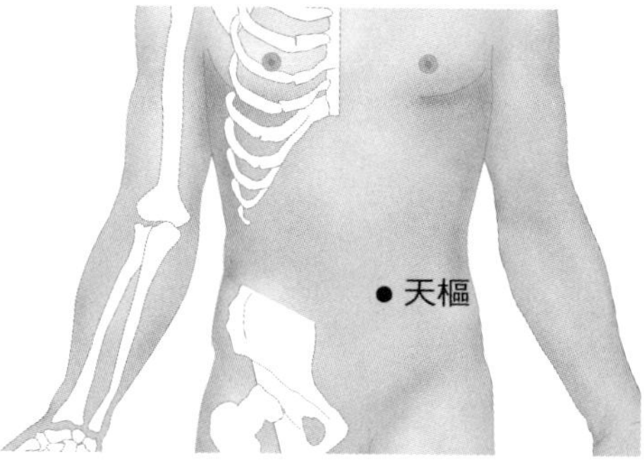

▲ 配合按壓胃經的天樞穴可治療腹瀉。

腹瀉較不嚴重時，可以參考上述穴位按揉，有可能因為取穴不準或按揉不得法而無效，故應及時求醫以免延誤病情。慢性腹瀉的原因非常複雜，不一定由發炎性腸道疾病引起。其他一些疾病的早期表現不典型，有時可只表現為慢性腹瀉，如糖尿病、甲狀腺機能亢進症、肝癌、大腸癌、潰瘍性結腸炎等。

最後要提醒大家，如果大便次數、質地、形狀改變（如變細）等，可到醫院檢查以確定是否為腸道惡性病變。對於習慣性便祕或腹瀉，我們不要去習慣它、縱容它，關愛健康就是注意我們身體的點點滴滴！

04莫飲卯時酒

我們的祖先認為「酒為諸藥之長」。它性溫、味甘苦辛，有散寒氣、通血脈的作用。《黃帝內經》中指出「辛入肺」，酒味辛，先入肺，肺與大腸相表裡，飲酒應取其升陽發散之性，使陽氣上升，肺氣更強，促進氣血流通。

適量的飲酒對肺經、大腸經都有一定的好處。但是飲酒並不是一件簡單的事，需要掌握正確的時間和方法。

據說，在浙江省平湖市城郊之北鐘埭鎮，過去沿襲一種早晨喝「卯時酒」的飲食習俗。在這裡，喝卯時酒的多是老年人。以前沒有電視，人們睡得早、醒得也早，通常在早上五點就要起床上街，然後到小鎮裡選擇一個固定小酒館，點一些豬頭肉、豬耳朵、五香豆腐乾、油鹽豆芽等小菜，再加上一、兩杯散裝燒酒，邊吃邊喝，此法便叫「飲卯時酒」。

從中醫角度來說，喝卯時酒其實對健康不利。「莫飲卯時酒，昏昏醉到酉」，也就是說早晨喝完酒會醉一整天。

對現代人來說，如果你是上班族，喝卯時酒會影響你一整天的工作效率，而且**常喝卯時酒還會危害健康**。一日之「饑」在於晨，空腹飲酒會導致神志恍惚、損害肝臟功能、引發意外事故，甚至危及生命。《瑣碎錄》中提到「莫飲卯時酒」；《備急千金要方》也說「一月之忌，晦無大醉」。這些都說明飲卯時酒對健康不利。

為什麼說卯時飲酒對人體傷害最大呢？這是因為人體產生的有毒物質，都是依靠肝臟清除。而肝臟的工作效率在晚上較高，清晨較低。若早上飲酒，肝臟無力及時解毒，會導致血液中酒精濃度提高，必然對身體有害。

酒，不僅在卯時不可以喝，晚上也不要多飲。古人說「再三防夜醉」；《本草綱目》也指出：「人知戒早飲，而不知夜飲更甚。既醉既飽，睡而就枕，熱擁傷心傷目。夜氣收斂，酒以發之，亂其清明，勞其脾胃，停溼生瘡，動火助慾，因而致病者多矣。」也就是說，到了晚上，夜氣收斂，一方面所飲之酒不能發散，熱擁於裡，有傷心傷目的害處；另一方面，酒本是發散走竄之物，會擾亂夜間人氣的收斂和平靜，導致人體生病。

那什麼時候飲酒好呢？《老老恒言》認為：「酒固老年所宜……午後飲之，藉以宣導血脈。古人飲酒，每在食後。」這說明**飲酒的最佳時間，應在每日中午吃飯後**。

當然，飲酒一定要適度，這是關鍵。少飲有益、多飲有害。北宋詩人邵雍曰：「人不善飲酒，唯喜飲之多；人或善飲酒，唯喜飲之和。飲多成酩酊，酩酊身遂痾；飲和成醺酣，醺酣顏遂酡（音同陀，飲酒後臉色變紅，將醉）。」這裡的「和」即為適度。無太過，亦無不及。太過傷損身體，不及等於無飲，起不到養生作用。

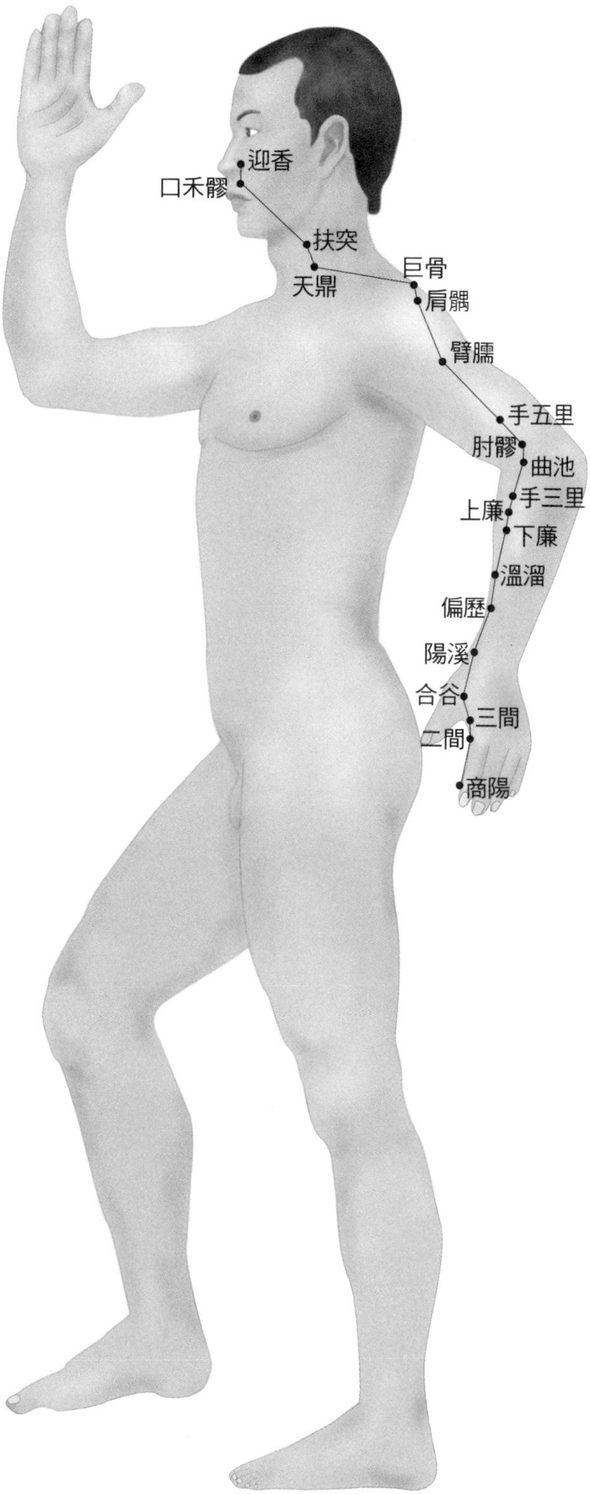

▲ 手陽明大腸經穴位圖。大腸經起於商陽穴，止於迎香穴，左右各20個穴位。

黃帝內經養生錄

問：我最近排便不順也不規律，有時是一天一次，有時兩天一次，怎麼辦？

答：到醫院做一下檢查，如果不是疾病引起的排便異常，那可能是飲食無規律或情緒波動大所造成，大可不必擔心。最好養成每天在同一時間排便的習慣，這樣即使沒有很明顯的便意也可以排出來。建議卯時不要仍躺在床上睡覺。

問：清晨鍛鍊，對大腸經是否有益處？

答：清晨不宜過早鍛鍊，尤其是年老體弱、危重病人，此時更不要輕舉妄動，以免擾亂了體內生物時鐘的正常運轉。

老年人的鍛鍊原則是跟著太陽出沒，日出後、日落前鍛鍊最好。

問：每到冬天我都會感冒。看到書上說按摩迎香穴可預防感冒，卻不見效果，是不是方法錯了？

答：入冬後，可在每晚睡前用雙手的大拇指關節按揉迎香穴（在鼻翼最寬處的兩邊）。

從緊貼著鼻翼最寬的部位向上搓到鼻梁骨處，然後再回到鼻翼最寬處為一次，按揉一百次左右。注意按揉時，要稍微抹點潤膚油，且動作不宜太大，以免弄傷皮膚。

迎香穴是大腸經最後一個穴位。大腸經的第一個穴位是商陽，肺經的最後一個穴位是少商，兩穴位都是井穴。因此，你可以再配合一個小動作，就是點鈔票的動作（按：少商和商陽分別位於拇指和食指的末節），還要撚一下，臨床做頭皮針行針時，常用點鈔票的手勢迅速撚針。不過從經絡理論上講，這個動作可以有效調理手太陰肺經和手陽明大腸經的氣血。

第五章
人以胃氣為本

辰時養胃，因此要按時吃早餐。如果每天早上都不讓胃吃飽，時間久了，消化性潰瘍疾病就容易找上門。飯後一小時循按胃經是個不錯的選擇，這樣可以啟動人體的「發電系統」，調節人體的胃腸功能。

辰時（七點到九點）

01 胃是人體能量的發源地

胃是人體對食物進行消化吸收的重要臟器，**「人以胃氣為本」，則突顯了它的重要性**。

胃在膈下，中醫將其分為上、中、下三部分。胃的上部稱上脘，包括賁門；中部稱中脘，即胃體部位；下部稱下脘，包括幽門。賁門是胃的上口，幽門是胃的下口。

為什麼說胃是人體能量的發源地？《黃帝內經．素問．五藏別論》指出：「胃者，水穀之海，六腑之大源也。」其意思是說，胃是儲存飲食的器官，有「水穀之海」（按：水穀指食物和飲水）之稱，是生成營養物質供給五臟六腑活動的源泉。

胃如何為人體提供能量來源？這要從它的生理功能說起：

首先，胃主受納，腐熟水穀。《類經．藏象類》中也說：「胃司受納，故為五穀之府。」這是什麼意思？我們可以透過胃字的構造來分析它的功能：胃字下面的「月」表示胃的質地，上面的「田」則體現胃的功能。

田是種植和出產糧食的地方，而在人體，這個「田」就是生產人體需要的各種養分的地方，是人體的能量之源。所以，胃在人體中的作用主要是容納、消化食物，使之轉化為人體可以吸收、利用的營養物質。

受納，是接受和容納的意思。受納於胃的水穀，在胃的不斷蠕動及胃中陽氣的蒸化下，使水穀變成食糜，有利於進一步消化吸收，這個過程中醫稱之為腐熟。

胃的受納、腐熟功能必須與脾的運化功能相配合，缺少了脾胃的正常運轉，飲食的消化和吸收功能則不能正常進行，人體的生長發育、新陳代謝也就沒有能量來源。

脾、胃在人體中的重要性可想而知，所以中醫將脾、胃合稱「後天之本」。

胃在完成受納和腐熟水穀之後，還要將初步消化的食物傳遞到小腸，在那裡完成對食物精華物質的吸收。所以，胃還必須具備向下傳遞食物的功能——主通降。精華被吸收後，剩下的下移大腸，形成糞便，排出體外。

通降是胃生理功能中的一個重要環節，中醫稱胃「以降為和」。如果胃失和降，飲食滯留於胃，就會出現胃脹痛、食慾不振等症狀；如果胃氣上逆，則會引起噁心、嘔吐、嗝氣、打嗝等。另外，胃氣不降也會影響脾的升清作用。

02 早餐宜吃溫熱食物

《脾胃論》中說：「內傷脾胃，百病由生。」

脾胃在五行中屬土，要讓土地化生萬物，就要有適宜的溫度。現在很多人喜歡在清晨醒來後飲用冰涼白開水以求通便，或喝蔬菜汁，說這樣能直接攝取蔬菜裡的營養並清理廢物，有的人甚至還喝碳酸飲料。

人體氣血得熱則行，遇寒則凝，晨起時吃喝冷食，必定使體內各個系統更加攣縮、血液流通更加不順。因此早上第一口食物，應該要吃溫熱的食物比較好。

辰時氣血流注於胃經，若有營養均衡的早餐提供胃豐富的原料，胃就可以在「上班」的時候有工作可做。

《黃帝內經．素問．經脈別論》中說：「食氣入胃，散精於肝，淫氣於筋。淫氣入胃，濁氣歸心，淫精於脈。脈氣流經，經氣歸於肺，肺朝百脈，輸精於皮毛……飲入於胃，遊溢精氣，上輸於脾。脾氣散精，上歸於肺，通調水道，下輸膀胱。水精四布，五經並行。」（按：以上說明食物、水分經過消化和吸收後在臟腑之間的運行，並影響氣血和經絡的全身分布。）

如何養胃？就是按時吃早餐。經過一整個晚上，睡醒後吃飯胃會盡全力消化。中醫認為，胃經是多氣、多血的經脈，對我們一天之中營養的來源、體力、精力的供輸十分重要。有了充沛的活力，才能應付一整天的工作。

早餐怎麼吃才好？除了掌握正確的時間，早餐的內容也要慎選。具體來說，**早餐宜食五穀類主食，不宜葷腥**。一般來說，**起床活動三十分鐘後，再吃早餐最為適宜**。早餐應該享用熱稀飯、熱燕麥粥、熱豆花、熱豆漿和芝麻糊等，再搭配少量蔬菜、麵包、水果等。**辰時**是人體陽氣旺盛之時，此時**吃飯最好消化，再多熱量也能吸收、吃再多也不會肥胖**。因此，**為了減肥不吃早餐的做法是錯誤的**。

幼兒園一般安排孩童在早上八點吃早餐。可是小學後，很多孩子卻常常不吃早餐就去上學，這個不良習慣非常值得家長們重視。此外，一些朝九晚五的上班族也很少吃早餐，或是選擇的早餐品質不好，久而久之，這些人就會精神不振、氣色很差。

人們經常將這歸罪於前一天晚上睡不好，但其實這與當天不吃早餐有更大關聯。對女性來說，不吃早餐會導致胃經氣血不足，進而導致皮膚乾燥、起皺和貧血，加速衰老。

因此，無論是上班族，還是學生族的家長，每天早起一刻鐘，為自己和孩子準備一頓優質的早餐，應是每天的必修課。

早飯一定要吃，其重要性可用「早飯，如春雨之於禾苗」來概括。

人們常說「春雨貴如油」，是因為它對作物的生長來說很重要。在南方，春季正是越冬作物如冬小麥，開始返青並到乳熟期的時刻，需要很多水分；在北方，玉米、穀物等從播種到成苗，也需要充足的水，因此春天的雨水尤顯重要。

形容春雨還常用一個詞——春雨綿綿。綿綿，指春雨細潤、悠長，對大地有慢慢滋潤的作用。早晨相當於一天中的春天，吃早飯也應該像春雨綿綿，才能滋養我們的脾胃。

胃有腐熟的功能。胃作為一個空腔臟器，是飲食磨碎和初步消化的地方，而要磨碎和消化食物，首先要使食物在一個固定的空間停留一定的時間，胃就是食物停留等待進一步加工的第一個場所。

食物停留於胃，經過胃的蠕動和胃液的消化，得到初步加工，原先的大顆粒食物轉化為小顆粒食物，這些小顆粒食物分解成小分子物質，順利透過消化道黏膜進入血液，而大分子物質只能透過糞便排出。

如果向胃腸「綿綿」輸送的營養物質都是液體或糊狀的細小顆粒，不就能很快消化、吸收了嗎？所以，吃飯要細嚼慢嚥。**細嚼慢嚥的吃飯方式，比食物本身更養胃。**

進食在生活中非常重要，胃也承受著重大責任，所以我們更要善待、珍惜自己的胃。

03常灸足三里，勝吃老母雞

在胃經的穴位中，為什麼要單獨把足三里穴提出來呢？這主要在於，足三里穴的功效在各穴中最為突出。足三里穴位於外膝眼下約三寸（按：此為同身寸，是針灸取穴比量法，以身體部位作為取穴的長度單位。四指併攏約為三寸），距離脛骨前緣一橫指處。中醫五行學認為，脾胃屬土，胃經上的足三里穴是土經中的土穴，具有健脾和胃的功效。

據說日本有一個長壽家族，這個家族的家庭成員透露了他們的保健祕法：常灸胃經足三里穴；該家族成員凡年屆三十者必奉行此法，年壽皆能逾百而無病。

《黃帝內經》中指出，灸足三里穴能增進食慾、促進機體生長；《針灸大成》中也提出艾灸足三里穴和懸鐘穴（絕骨穴）（見左頁圖）可以預防中風……民間也有「常灸足三里，勝吃老母雞」一說，為什麼灸足三里穴與吃老母雞有同等功用呢？

中醫認為，雞肉能補腎益精、補益脾胃、補血養陰，可用於治療陽痿、遺精、少精、食慾不振、面色萎黃或產後體虛、頭暈、少乳及閉經、月經量少等。老母雞的補益作用更高，對於病久體虛的人頗為適宜。

人們在不斷與疾病抗爭的過程中，發現足三里穴具有和雞肉類似的功效，是人體的保健要穴，同樣能夠補腎益精、補益脾胃、補血養陰，故有「常灸足三里，勝吃老母雞」一說。

作為胃經要穴的足三里穴，被中醫養生專家稱為強壯要穴。經常艾灸此處，可有效增強抵抗力，提高健康水準，保持旺盛精力。

民間還有一句諺語：「若要安，三里常不乾。」這句話的字面意思是，如果想要身體安康，就要讓足三里穴保持溼潤。要怎麼保持這種「不乾」的狀態？就是採用化膿灸（瘢痕灸）的方法，即將艾炷直接置於穴位上點燃施灸，灼傷皮膚後，使之起皰流水保持溼潤，甚至化膿，最後常會留有瘢痕，以形成對穴位的持久刺激。

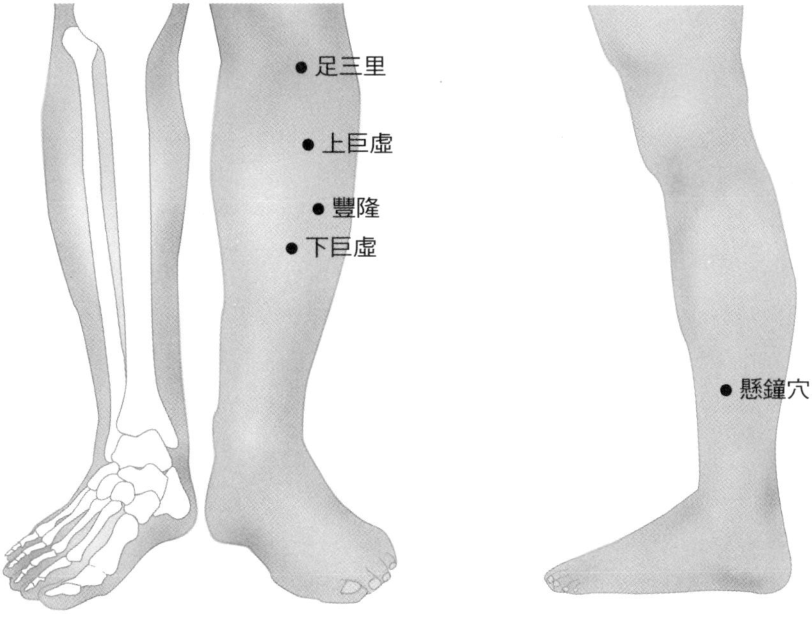

▲ 艾灸足三里穴和懸鐘穴可以預防中風。

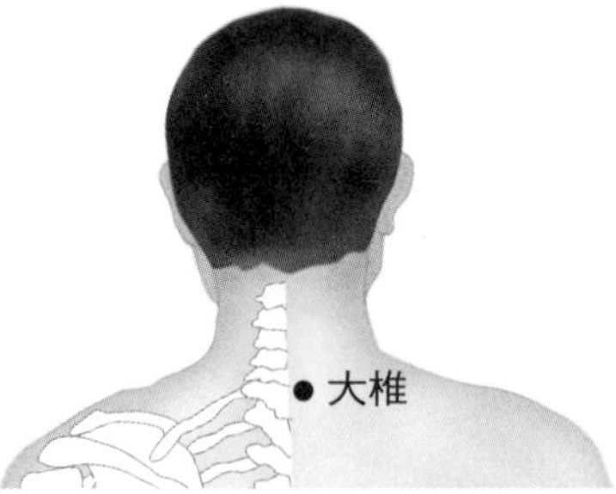

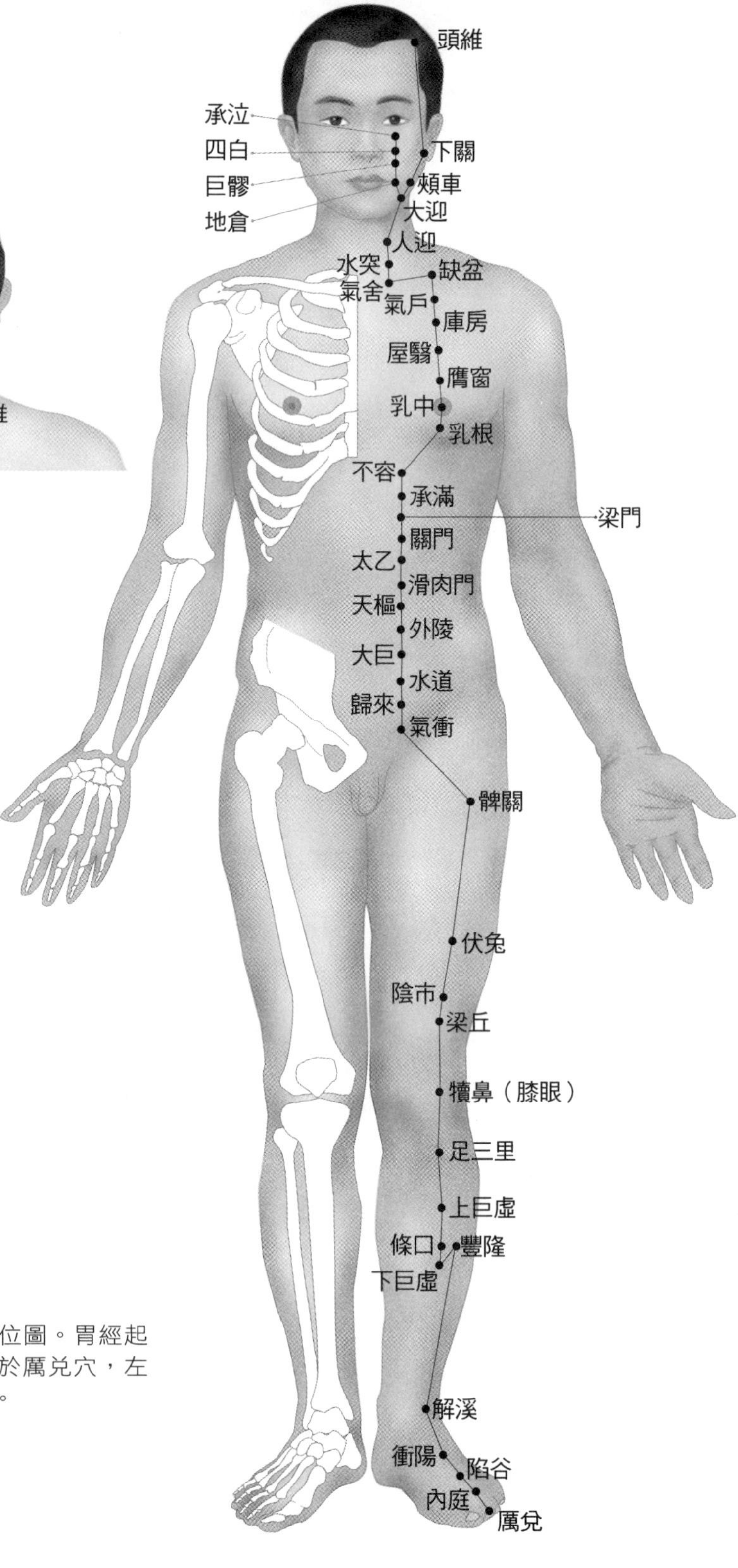

▲ 足陽明胃經穴位圖。胃經起於承泣穴，止於厲兌穴，左右各45個腧穴。

因為會留下瘢痕，為避免影響美觀，可以採用艾條懸灸法。灸時用艾條對準穴位，調好距離施灸，待穴位皮膚出現紅暈即可，時間可以選在辰時（早上七點到九點）。

如果平時上班沒有時間，或有時間但怕艾灸的煙氣，可以使用第二章介紹過按摩法（見第五十三頁），在開車、辦公、臨睡以及其他方便的時間操作。

黃帝內經養生錄

問：天氣炎熱時吃冰或喝冷飲，對胃的功能有什麼影響？

答：中醫認為「寒則凝」，雖然在大熱天喝冰水很痛快，但這樣做是不對的。天氣熱時氣血運行快，有利於新陳代謝；此時喝冰水就會造成氣血凝聚，影響體內氣血循行。

有些女性有經痛的困擾，如果在行經前吃太多冰的東西，就有可能會使經痛反覆發作。經痛是氣血凝滯導致。寒氣造成氣血凝聚，凝聚後氣血不通，不通就會痛。因此，會經痛的女性，在經前應忌食冰涼的食物和飲料。

也許有人認為，天氣熱喝冰冷的東西才會解渴。但其實是因為體內儲存了過多熱氣無法散發，才使人感覺熱、口渴，此時，如果喝下溫熱的水，則有助於排汗、散熱，才是有效的散熱解渴法。

問：痤瘡（俗稱痘痘）常和便祕一起發作，兩者之間有什麼關聯？

答：據臨床觀察，大多數痤瘡患者都有不同程度的便祕、排便不順等症狀。經常長痤瘡的人，體內毒素太多。毒素一旦被機體重新吸收後外發於肌膚，蒸薰面部就會發生痤瘡。人體內的毒素還會阻礙氣機、影響氣血運行，導致內分泌失調，致使痤瘡更加嚴重。

想解決這問題，除了到醫院請醫生診治、起居有常、食飲有節之外，還可以輔助調理陽明經，陽明經包括手陽明大腸經（重點穴位合谷穴）、足陽明胃經（重點穴位天樞穴、梁丘穴、足三里穴等）。調理方法可以是拍打、敲打、捶打、循按等。

位於下肢的胃經穴位如果不方便用手調理，我介紹一些小竅門給大家：

大家可能會發現，穿高跟鞋的女士在累了的時候會無意識的勾起腳尖。可以試一下這個動作，如果站著，就稍息並前伸一隻腳，然後勾腳尖；如果坐著，可以勾起兩隻腳。堅持一會兒就會發現足三里穴以下有發熱感，這時可以放下休息。

這個方法可以有效刺激足三里區，可以把這一無意識的動作變成一種有意識的鍛鍊，武術樁法中就有這一練法。對於不敢自己針刺，又怕艾灸，又要避免因拍打穴位讓別人擔心下肢有病，可以經常採用這種方法刺激胃經上的足三里穴、上巨虛穴、下巨虛穴。

如果腳尖勾起外擺，可以刺激膽經的陽陵泉穴；如果脫掉鞋子，則可以用一隻腳跟放在另一隻腳的腳背上，用自身肢體的重量按壓腳上肝經的太衝穴、行間穴及胃經的衝陽穴、陷谷穴、內庭穴等穴位。

問：常感到胃脹、噁心想吐又沒胃口，按摩什麼穴位可以改善？

答：先到醫院做檢查，及時請醫生治療。如果檢查後沒有大問題，又不願意用藥、怕針刺，又嫌耳穴貼敷（按：在耳穴表面貼上磁珠，以疏通經絡、行氣活血的方法，患者也比較容易接受）不美觀，可以自己按揉足三里穴、豐隆穴、太衝穴等，或是請家人幫忙提捏按揉位於背腰部的膀胱經腧穴。最後，若調理效果不理想，請及時到醫院請醫生診治。

利用中醫經絡理論的非藥物調理方法有很多，如按摩、導引、六字訣（按：為噓、呵、呼、呬、吹、嘻六字，是呼吸養生法）等。

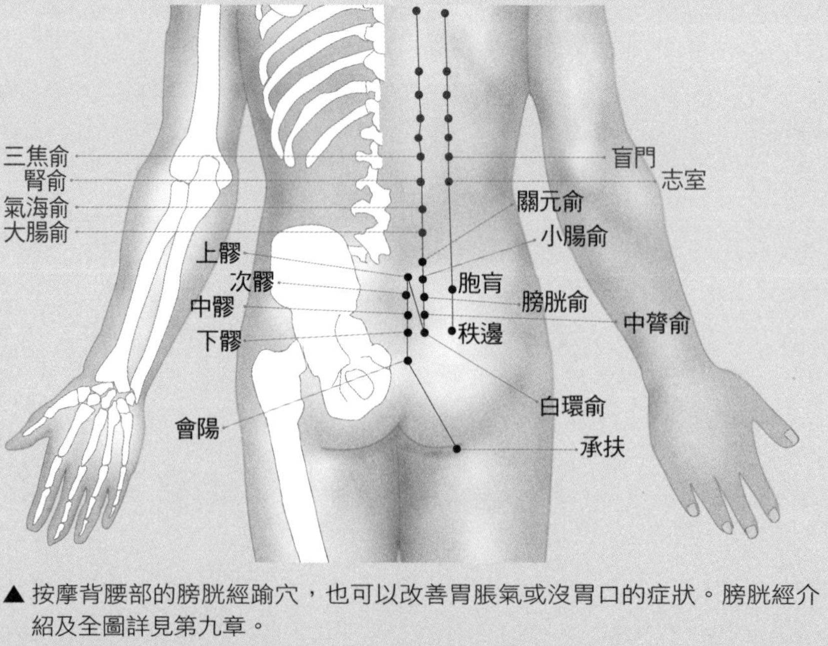

▲ 按摩背腰部的膀胱經腧穴，也可以改善胃脹氣或沒胃口的症狀。膀胱經介紹及全圖詳見第九章。

第六章

講脾不離胃，講胃不離脾

《黃帝內經．素問．靈蘭祕典論》說：「脾胃者，倉廩之官。」金元時期著名醫家李東垣在其《脾胃論》中指出：「內傷脾胃，百病由生。」可見脾、胃不分家，養好脾的同時也要養好胃。巳時是脾經值班，不食用燥熱及辛辣刺激性的食物，以免傷胃敗脾。

巳時（九點到十一點）

01 脾胃強健，元氣才充沛

中醫講究整體觀念，講脾不離胃、講胃不離脾，常脾胃並稱。中醫的脾胃不是現代醫學解剖學上的脾與胃，就生理和病理而言，中醫所講的脾胃包括了整個消化系統，遠遠超出了解剖學意義上的脾和胃的範疇。

在五行中，脾屬土，土位居中央，四方兼顧，土能生化萬物。脾與胃，一陰一陽，互為表裡，脾與胃共同參與飲食的消化吸收。

《黃帝內經．素問．靈蘭祕典論》講到：「脾胃者，倉廩之官，五味出焉。」將脾胃的受納運化功能比作倉廩，可以攝入食物，並輸出精微營養物質以供全身之用。人以水穀為本，胃主受納水穀，脾主運化精微營養物質，可見脾胃在人體占有極為重要的位置。

中醫認為，脾為後天之本，氣血生化之源。人出生後，所有的生命活動都有賴於後天脾胃攝入的營養物質。先天不足，可以透過後天調養補足，同樣可以延年益壽；先天非常好，如不重視後天脾胃的調養，久之就會多病減壽。

胃主受納，脾主運化。食物進入胃以後，由胃進行磨化腐熟，初步消化食物，將其變成食糜，然後由脾進行消化、吸收，化生為精微營養物質。因此，只有脾與胃的正常生理功能相互協調，才能正常發揮作用，完成上述功能。脾為陰土，喜燥惡溼；胃為陽土，喜潤惡燥；脾的運化有賴於胃陽的動力，胃的受納有賴於脾陰的資助，而且不燥不溼、不冷不熱，兩者相輔相成，才能完成納運過程。脾惡溼故多溼證，胃惡燥故多燥證，臨床常見脾虛溼困、胃陰不足者。

胃主降濁。食物入胃，經胃的腐熟後，必須下行進入小腸，才能進一步消化吸收，故胃以降為和；脾主升清，脾氣上升，水穀精微（按：食物中的營養精華）才能輸布到全身發揮其營養功能，故脾以升為順。

脾與胃居於中焦（按：指膈以下、臍以上的部位，詳見第十二章），是升降的樞紐，其升降影響著各臟腑的陰陽升降，因此脾胃健運，臟腑才能和順協調，元氣才能充沛。所以，在調理機體時尤其注意調理脾胃氣機。

脾胃居中土，與其他臟腑關係密切，脾胃有病很容易影響其他臟腑，肝、心、脾、肺、腎對應木、火、土、金、水，五臟對五行，容易出現相生相剋的疾病傳變現象。所以《慎齋遺書》有言：「脾胃一傷，四臟皆無生氣。」

脾運化水穀精微的功能旺盛，則機體的消化吸收功能才能健全，才能為化生精、氣、血、津液提供足夠原料，使臟腑、經絡、四肢百骸，以及筋肉、皮、毛等組織得到充分的營養；反之，若脾運化水穀精微的功能減退，則機體的消化吸收機能亦因此而失常，故說脾為氣血生化之源。

02 睡覺流口水，不是睡得香

「脾開竅於口」，指飲食口味及食慾的正常與否，與脾的運化功能有密切關係。一個人的脾經通暢，即可飲食有味、食穀感覺香甜，則營養充足。

小孩長得健壯，大人則氣血充足，肌肉健美；反之，如果一個人脾失健運，則可出現食慾減退或口味異常，如口淡無味、口甜、口膩等。

《黃帝內經・素問・五藏生成》記載：「脾之合肉也，其榮脣也。」這是說，口脣的色澤與全身氣血是否充盈有關，而脾胃為氣血生化之源，所以口脣的色澤是否紅潤，實際是脾運化功能狀態的外在體現。

有些小孩晚上睡覺時常流口水，這是後天脾胃虛弱的緣故。流口水也稱流涎，屬於唾液分泌過多的現象，而脾主肌肉，開竅於口，在液為涎；氣對液有收攝作用，若脾氣虛，不攝液則流涎。

脾虛之人肌肉彈力不足，容易鬆弛，因此睡著後會張口，造成口水外流。在正常的情況下，成年人睡後不會流口水，但如果經常發生此現象，就表示脾氣虛。比如，有的人過度勞累、耗傷脾氣，側臥時可能會流口水，只要恢復體力後即可改善。

如查不出任何原因而出現流口水現象，稱為特發性唾液過多症，原因目前尚不完全明瞭，現代醫學認為可能與副交感神經緊張性亢進有關。

另一方面，由於口腔或其他部位患病引起唾液分泌過多，稱為繼發性唾液分泌過多症。其原因很多，可分為真性唾液分泌過多和假性唾液分泌過多兩種情況。

真性唾液分泌過多的原因主要有口腔炎、咽炎、舌炎、齒齦炎等口腔疾病；假牙不合適引起的刺激；汞、鉛、碘、砷及尼古丁等藥物中毒或刺激；腦炎、腦性麻痺、癲癇、帕金森氏症、自律神經失調等神經疾病，以及甲狀腺腫大、糖尿病等內分泌系統疾病。

假性唾液分泌過多，通常是唾液排出受阻所致。主要原因包括食管狹窄、腫瘤或瘢痕等造成通路阻塞，或是口腔、咽喉等部位術後引起的舌咽神經麻痺，導致唾液難以順利下嚥。此外，舌神經及下頜運動功能障礙、老年人唾液腺萎縮，或是服用藥物導致藥源性唾液分泌過多等也可能是其中原因。因此，若老人家嘴角常流口水，晚輩應多加注意，並陪同前往醫院口腔科進行檢查。

流涎可以推測是脾的問題。根據中醫理論，清稀者屬涎，為脾之液，脾氣虛不攝液可造成流涎；唾則較黏稠，根據五臟化液理論，涎為脾之液，唾則為腎之液。較穩妥的辦法，還是及時到醫院請有經驗的醫生進行診治，以免耽誤病情。

有的老人家會突然感覺疲勞乏力、側臥流涎，沒有及時治療，結果次日半身不遂，原來前一天的流涎乏力是中風的前兆。

一年有四季，若把人生也分為四季，老年可以比作秋季。人家常說「多事之秋」，所以一定要重視老年人的不適症狀，並結合平時的健康檢查結果進行綜合考慮，別誤把中風前兆當作脾虛。即使是應用食療，也要在排除危險病變後，遵守醫囑的飲食宜忌，作為配合治療的輔助方法。

03 思傷脾——思念也是一種病

《黃帝內經》認為，人有喜、怒、悲、思、恐五志，也就是五種情緒，這是五臟功能的表現之一。**五臟與五志的對應關係是：心主喜、肝主怒、肺主悲、腎主恐、脾主思。**五志與五臟，情緒與臟器，相互影響，相互關聯。也就是說，平時過於歡喜就會傷心，大怒就會傷肝……如果過度思慮，就會傷脾。如果傷了脾胃，則食慾不振。

曾經有位女孩說自己剛與男友分手，當時哭了一整天，現在不僅情緒不好，連飯也吃不下，而且總感覺渾身無力，問我是不是得了什麼病？

按照中醫理論，她是憂思過度，脾氣鬱結，運化失常所致。《黃帝內經．素問．舉痛論》有言：「思則氣結……思則心有所存，神有所歸，正氣留而不行，故氣結矣。」

思是什麼？

《黃帝內經．靈樞．本神》中說：「所以任物者謂之心；心有所憶謂之意；意之所存謂之志；因志而存變謂之思；因思而遠慕謂之慮；因慮而處物謂之智。故智者之養生也，必順四時而適寒暑，和喜怒而安居處，節陰陽而調剛柔。如是，則僻邪不至，長生久視。」

思，是人體意識思維活動的一種狀態；本，是心主神志功能活動的體現。中醫學認為，思與脾的關係甚為密切，故有「思出於心，而脾應之」的說法。

正常思考問題，對機體的生理活動並無不良的影響，如軍隊參戰，要先制定總戰略，這是正常的思。但在思慮過度、所思不遂等情況下，就會影響機體的正常生理活動。其中最主要的則是影響氣的運行，氣機失調，導致氣滯與氣結。

因此，思慮過多，會影響脾的運化功能，導致脾胃運化失常，消化吸收機能障礙，常出現脘腹脹悶（按：脹氣）、食慾不振、頭目眩暈等症，即所謂「思則氣結」。其實，針刺穴位或吃湯藥只是幫助患者快速梳理體內氣機，有助於自己進入正向循環而已。

04 小病不求人，但求按脾經

脾經屬足太陰經脈，從足大趾前端沿內側上行足內踝前，過下肢內側，在腹股溝附近轉入腹內，屬脾臟，絡胃腑，上膈膜，直抵咽喉部；然後連舌根、出舌下；另一條支脈從胃往上，過膈膜，注入心中。

如果脾經經氣出現異常，會出現舌根強直、食則嘔吐、胃脘疼痛、腹內發脹、時時嗝氣等症狀。此外，還會出現全身上下均感沉重等病象。

脾經共有二十一個穴位。首穴隱白穴，末穴大包穴。在各穴位中，隱白穴、太白穴、公孫穴、商丘穴、三陰交穴、地機穴、陰陵泉穴、血海穴都是治病好手，對付一些常見的小病痛可說是手到擒來。

艾灸隱白穴，可止「功血」

有位中年女性患者，以往月經量較多且來勢急猛，自訴體檢沒有子宮肌瘤。最近一次月經已經持續十餘天，出血量少且血色淡，且每晚多夢易醒、腰痠體倦乏力、糞便稀溏（按：

指糞便稀薄不成形）。檢查她的舌頭胖大色淡，舌邊遍布齒痕。於是，我為她針刺隱白穴（見第一二七頁圖）加上艾灸，再輔以腎經的水泉穴（按：位於足內踝後下方，太溪穴直下一寸，詳見第十章），同時請她服用人參歸脾丸，以健脾養血安神。兩天後，患者來電告訴我出血已止。

這是一個效果較顯著的例子，其屬於脾虛不統血，合理選穴並搭配合適的中藥，才有如此效果。如果患者自己操作時，一定要確定病勢不急，一時不便到醫院治療時才可參考此法。療效不理想時一定要及時就醫，辨證論治，以免誤治失治。

功血是現代醫學婦科「功能失調性子宮出血」的簡稱，是一種常見的婦科疾病，指異常的子宮出血，經診查後未發現全身及生殖器官器質性病變，而是由於神經內分泌系統功能失調所致。其表現為月經週期不規律、經量過多、經期延長或不規律出血，屬於中醫婦科「崩漏」範疇。

崩漏是指經期經量嚴重紊亂的月經病。經血非時而崩下不止，謂之崩；經血非時而漏下不盡，謂之漏。這是由於致病因素損傷衝、任二脈，固攝失職，血失統攝而引起。中醫根據具體情況常可分出數種證型而採用相應的治療方法。

在臨床上，還會有其他證型，要辨證論治，證藥相符，方可奏效。

按摩太白穴，能治胃痛

現代人工作繁忙，有時連吃早餐的時間都沒有，所以難免會患上胃病，胃痛便是其中之一。因此，按摩太白穴是我獻給那些胃痛上班族的祕方。

太白穴位於足內側緣，第一蹠骨關節後下方凹陷處（見左頁圖）。按摩太白穴，以有痛感為宜。經常按摩此穴，對胃痛、食慾不佳、腹脹都頗具療效。

當然，按摩很重要，按時吃早飯更重要。

意守公孫穴，幫你減重

意守（按：指將意念集中於某部位，為氣功鍛鍊法）的時間、地點可以根據自己的情況靈活掌握。《醫宗金鑑．刺灸心法要訣》有云：「九種心疼病不寧，結胸翻胃食難停，酒食積聚腸鳴見，水食氣疾膈臍疼，腹痛脅脹胸膈滿，瘧疾腸風大便紅，胎衣不下血迷心，急刺公孫穴自靈。」

《針灸學》教材介紹公孫穴主治胃痛、嘔吐、腹痛、泄瀉、痢疾。公孫穴為脾經的「絡穴」，是八脈交會穴之一，通於衝脈。

胃蠕動加強，胃酸分泌增加，則會產生飢餓感。而公孫穴的作用是抑制胃酸分泌，所以對於想減肥卻飢餓難耐者，意守此穴，或者按揉刺激此穴，皆可達成目的。

伏案工作者，可以在工作時將一隻腳外翻，並用另一隻腳的腳跟踩壓在公孫穴上，即可達到理想效果。

可同時配合按揉內關穴（按：位於手腕橫紋正中，往上兩寸約三指處，屬於手厥陰心包經，詳見第十一章），其主治範圍為心、胸、胃。梁丘穴為胃經郄穴（按：氣血經藏之處），可治療急症，如胃痙攣、胃痛可以用點按法按揉，片刻即可緩解。

我常在過了用餐時間，卻還不能下班時使用此法，很快就能消除飢餓感。堅持一段時間後，可有效控制體重。

三陰交穴，婦科病良藥

三陰交穴是脾、腎、肝三條經脈相交之處，是

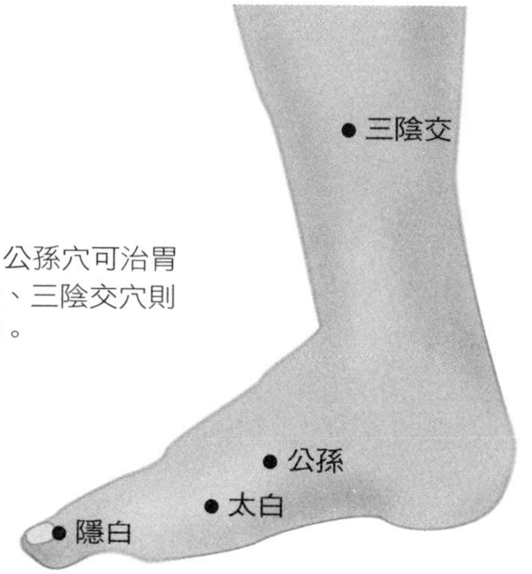

▶ 按揉脾經上的太白穴、公孫穴可治胃痛、控制體重；隱白穴、三陰交穴則可幫助女性治婦科疾病。

治婦科病的靈丹妙藥。三陰交位於內踝尖上三寸、脛骨後緣。經常按摩此穴，可防治月經不調、痛經、白帶多、崩漏、盆腔炎、腹痛、腹瀉、消化不良、神經衰弱等症。

要注意的是，有文獻記載**三陰交與合谷穴合用會導致墮胎**，因此**懷孕的女性不宜按摩這些穴位**。

05 長夏最宜養脾去溼

長夏就是陽曆的七月、八月，陰曆的六月。中醫學認為，長夏時期與脾相應，也就是說，這段節氣與人體脾的關係緊密，此時最宜養脾。

為什麼？中醫認為，長夏屬土，而脾也屬土；長夏的氣候特點是暑溼，暑溼與脾土關係最為密切。土，生養萬物，離不開溼。沒有溼，生養無從談起，但又不能過溼，過溼就會澇。長夏季節陰雨連綿、潮溼，人最易出現脾虛溼困。

脾的特性之一就是喜燥惡溼，這與其運化水液的生理功能是分不開的。脾主運化水溼，以調節體內水液代謝的平衡；脾虛不運則最易生溼，而溼邪太過就會困脾。

《黃帝內經．素問．五運行大論》中說：「中央生溼，溼生土，土生甘，甘生脾，脾生肉……。」意思是，中央應長夏而生溼，溼能生土，土氣能產生甘味，甘味能夠滋養脾臟，脾臟能使肌肉生長發達……故長夏宜養脾。

長夏是健脾、養脾、治脾的重要時期。夏天人體能量消耗較大，需要加強脾的「工作」，才能不斷的從食物中吸收營養。

長夏主化，是人體脾胃消化、吸收營養的最佳時期，因此長夏時宜多吃一些健脾的食

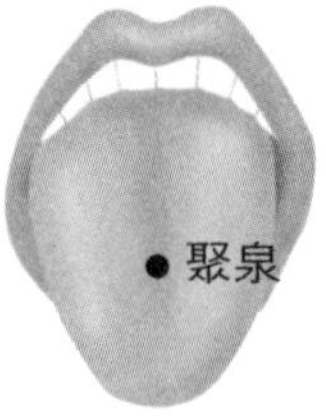

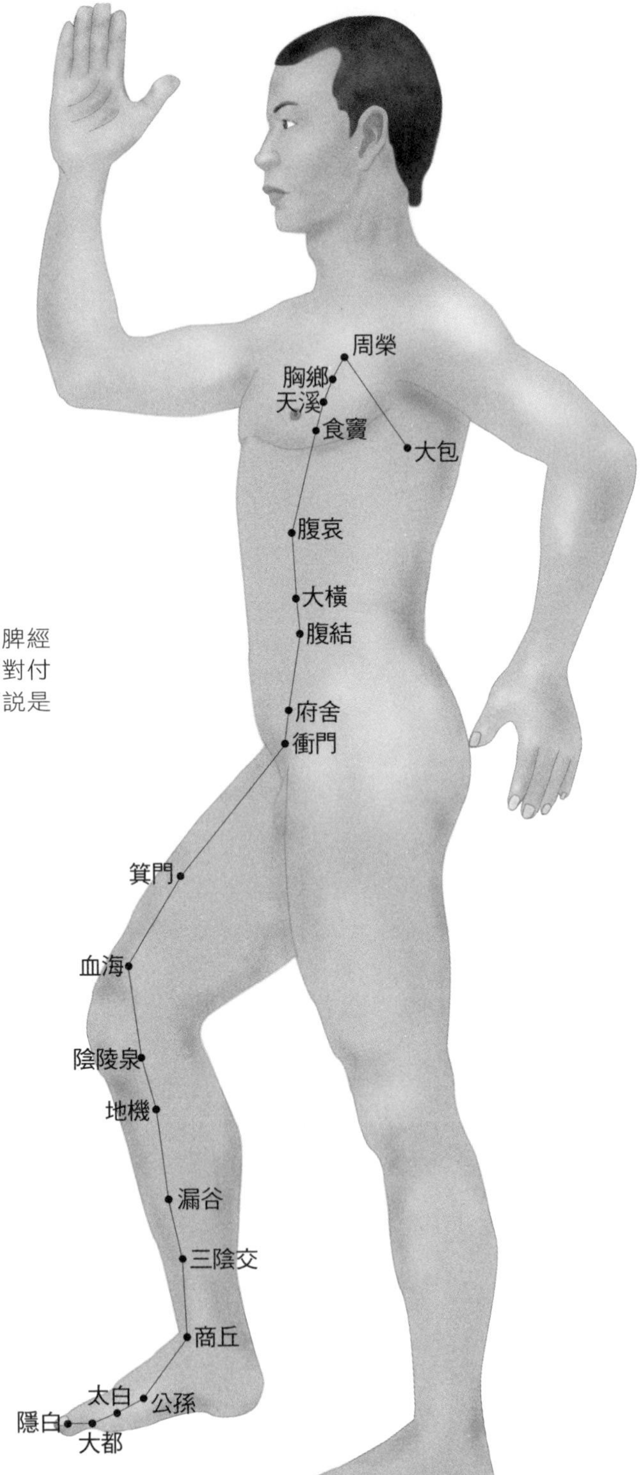

▶ 足太陰脾經穴位圖。脾經穴位都是治病好手，對付一些常見的小病痛可說是手到擒來。

物。青少年是長身體的大好時機，夏天要多吃高營養食品。一般人在長夏喜歡吃冷飲、水果，而實際上**夏天時吃熱食、熟食對身體較好**，以免寒涼食物損傷脾陽，導致脾失健運，溼邪內生。如果此時需要吃湯藥，也常會在藥方中加入芳香化溼的藥物，如藿香、佩蘭等。

夏天，尤其是三伏天（按：指一年中最炎熱的時期）宜多吃一些豆類食物，有健脾利溼的作用。適宜夏天吃的豆類包括：綠豆、白扁豆、菜豆、赤小豆、荷蘭豆、青豆、黑豆等。

長夏天氣溼熱，易使人心情煩躁，因此養脾還要保持好心情。所謂心靜自然涼，喜悅輕鬆的心情對脾有益，嫉妒、憂慮、多思則對脾不利。

黃帝內經養生錄

問：如何按摩脾經？

答：採用坐姿四字腿式（按：將一腳腳踝放在另一腳的大腿靠近膝蓋處，因姿勢與數字四相像，故得名），用對側的手逐次按摩隱白穴、大都穴、太白穴、公孫穴等穴位。

公孫穴可以有效防治胃酸過多的症狀，並降低飢餓感，對於想減肥卻難耐飢餓的人可以經常按摩此穴。若是不方便用手，則可以用腳跟踩另一隻腳的太白穴、公孫穴，這也是伏案工作者自我保健足療的好方法。

第七章

你有多棒，心知道

午時是心經當令的時間，此時不宜做劇烈運動。午時一陰生，動養陽，靜養陰，所以此時宜靜養，可以靜臥閉目養神或小睡一會兒，但午睡不宜超過一個小時，否則易引起失眠。此外，午餐時也不要吃得太多，凡事過猶不及。

午時（十一點到十三點）

01當舌頭出現以下變化

《黃帝內經．素問．靈蘭祕典論》中說：「心者，君主之官也，神明出焉。」心是五臟之首，是人體的君主。心主血脈，它能夠配合其他臟腑的功能活動，推動血液輸送全身；心藏神，統管全身的精神、意識、思維活動。

中醫稱心主血脈，指心透過自身的搏動和血管構成的閉合迴路，將血液源源不斷的輸送到全身各處，為全身器官提供活動時所需的養分，並帶走其活動所產生的代謝產物。也就是說，心的功能旺盛，全身組織器官就能得到充足營養；反之，其他器官就會因營養不足而導致功能減退，甚至衰竭。

心臟的正常搏動主要仰賴人的心氣。心氣旺盛，才能使血液在脈內正常運行，不出差錯；如果心氣不足，就會使心血管系統內部發生動亂，心律不整或心律失常、心絞痛、心肌梗塞都會來找麻煩。

要怎麼知道自己的心有無問題？《黃帝內經．靈樞．五閱五使》中記載：「舌者，心之官也。」也就是，心在竅為舌，也可以說心開竅於舌，心的精氣盛衰及其功能變化可以透過觀察舌的變化知其所以然。

很多人去中醫院都有過這樣的經歷：醫生診完脈後還要看看舌頭，這是因為中醫診病特別重視舌頭，認為「舌為心之苗」。當然，這個心不僅是指心臟，人體五臟六腑的變化都會在舌上相應呈現。

一般來說，正常舌象可概括為六個字「淡紅舌，薄白苔」。就是舌色淡紅鮮明，舌質滋潤，舌體大小適中、柔軟靈活，舌苔均勻、薄白而潤。

如何觀察和分析舌象呢？伸舌時要自然，舌體放鬆，舌面平展，舌尖略向下，口盡量張大（但不要過分用力），使舌體充分暴露。如果用力過度，使舌體緊張、蜷曲，都會影響舌的氣血運行，並引起舌色或乾溼度的改變。

望舌一般先看舌尖，再看舌中、舌側，最後看舌根部，同時看舌體（舌質）的色質和舌苔的厚薄、顏色等。望舌主要觀察舌體和舌苔兩個方面的變化。

舌體包括舌色（淡紅、淡白、紅、紅絳〔按：比紅更為深濃〕、青紫）、舌形（榮〔按：指舌體明潤，說明津液充足〕、枯、老、嫩；胖、瘦；點、刺；裂紋等）、舌態（痿軟、強硬、歪斜、顫動、吐弄、短縮等）、舌下脈絡（觀其長度、形態、顏色、粗細、舌下小血絡的變化等）。

舌苔則看苔質（薄厚，潤燥——潤、滑、燥、糙，膩——垢膩、黏膩、滑膩、燥膩，腐——膿腐、黴腐，剝苔與類剝苔——前剝、中剝、根剝、花剝、鏡面舌、地圖舌等）、苔色（白——薄白、厚白，黃——淺黃、深黃、焦黃，灰黑）。

舌診內容較多，醫生需要經過長時間的學習和老師的指導才能逐漸掌握。臨床根據四診合參（按：指中醫診治基本法，望聞問切四診）辨證論治處方遣藥。有的患者經常自己對鏡望舌，又不能確定其中的變化資訊，反而憑空增添了許多煩惱和擔憂。

如果舌出現了以下幾種變化，就要注意了：

- **淡白舌**：舌體顏色淺淡，有時全無血色。這可能是脾虛運化無力或陽氣虛弱所致。
- **紅舌**：舌呈鮮紅色，多見於各種發熱性疾病，如火熱內生、外感熱邪等。
- **紅絳舌**：紅絳舌比紅舌顏色還要深，絳舌表示熱度更重，程度更深。
- **紫舌**：紫是一種紅中帶藍的色彩。如果紅的成分多，呈絳紫色，多代表體內有熱；如果藍的成分多，多代表體內有寒。
- **青舌**：舌表現為暗青色，多見於瘀血和寒證。

透過觀察舌頭顏色，我們可以了解身體內部情況，再對症治療。有些異常舌象可以自己調養：像是苔厚，口中有異味，一般來說，代表胃有點小問題。如無不適，可先從飲食起居開始調整，比如保持生活規律、情志舒暢，吃易消化食物，多吃蔬菜、水果，少吃油炸食物，不喝酒、不吸菸。經調養，異常舌苔和口氣就有機會自癒。

又如苔黑黏膩，若只有舌苔異常，而舌邊、舌尖皆呈正常的淡紅色，且無其他明顯不適，有時為「染色」現象。但胃病較重者有黑苔時則要警惕，如舌邊尖呈深紅色甚至發青、發紫，代表病情加重，應及時就診。

舌有裂紋則稱為「裂紋舌」，如無不適感亦屬生理性，無須治療，如重病後出現裂紋舌，舌紅無苔且有不適感亦屬陰虛，需配合藥物治療。

身軀肥大之人，若有舌體胖大、舌邊有齒印、苔薄白等現象，卻無明顯不適，則為太過肥胖所致。中醫認為「胖人多痰溼」，其脾胃運化功能相對不足，食物消化吸收易出現障礙。要少吃油膩、不易消化的食物，多吃蔬菜、水果和清淡食物，適當運動。

如苔白厚膩、舌邊有齒印，食慾不振，腹脹滿、便溏薄，則屬痰溼過盛，在進清淡易消化食物的同時應配合藥物治療。

舌紅、苔黃厚、便祕、口臭，此屬胃火盛，可服清熱瀉火中藥，忌酒、忌食辛辣熱性食物，宜多吃蔬菜、水果和清淡食物，多喝水。

02 午睡如吃補

午時，即中午十一點至下午一點，是心經當令時間，這時該做什麼呢？

古典小說中常有「午時三刻行刑」的情節，為什麼行刑要選擇在「午時三刻」？原來，午時三刻（按：一刻鐘為十五分鐘，午時三刻為十一點四十五分）將近正午十二點，此時太陽高掛天空中央，地面上陰影最短，也是一天中陽氣最盛的時候。

我們講的子午時刻，是人體氣血陰陽交替轉換的一個臨界點。以人體氣的變化來說，陽氣從子時開始生，到了午時陽氣最亢盛，午時過後則陰氣漸盛，且在子時陰氣最為旺盛，所以人體陰陽氣血的交換是在子、午兩個時辰。

如果心經不暢，午時就會有反應，輕者會有一種煎熬感，而且感覺胸悶、呼吸不暢，或耳鳴、聲啞，夜晚往往難以入睡且多夢、盜汗，或心裡惶恐不安，總好像有什麼事要發生似的。因此，要照顧好心經，午時宜靜不宜動，使心火下降。

此時要如何養生呢？午時應為「合陽」，此時應「少息所以養陽」。此外，心主血脈、心惡熱，而此時正是太陽高照，氣溫達到最高峰的時候，為了讓心臟受到更好的照顧，所以此時宜小憩，一般來說休息三十分鐘就可以了。

人在午時能小睡片刻，對養心大有幫助，可使下午乃至晚上精力充沛。**尤其對於高血壓患者，午休最有補益**。除此之外，午休也有助於消化。當然，**午睡時間不要太長，最多也不要超過一個小時**。

在生活中，常有這樣的體會：因為沒吃早餐或早上沒吃飽，到了午間十一點至下午一點時，往往會因氣血不足而頭暈。因此，不論工作有多繁忙，早餐一定要吃飽，才不會讓心臟時常陷入「油盡燈枯」的困境。

必須注意的是，心經的養生之道是盡量減輕心臟負擔，避免心臟過度興奮。因此，茶、咖啡、酒等應適可而止，肥胖、高血壓或已有浮腫的人，更應少攝取高糖、肉類、點心、油脂太多的肉類（如肥豬肉），或含鹽量太高的食物。

03 心血不足就會出現臟躁病

心主神志，藏神。中醫所說的「心」與西醫的「心臟」其實略有不同，中醫所說的心包括心臟、精神、腦力，以及與心相關的其他臟腑組織。**《黃帝內經》認為，心為神明之官。**

人如果心主神志的生理功能正常，則神志清明、思維敏捷、精力充沛；如果功能失調，就會引起失眠、多夢、神志不寧，或者反應遲鈍、健忘、精神不振甚至昏迷等症狀。

在生活中，當精神緊張、思慮過度或受到驚嚇時，往往會出現心神不寧，甚至悸動不安的情況，有時還會有失眠、多夢等症狀。西醫認為，這些症狀都屬於自律神經失調的表現，但目前仍缺乏好的治療方法。

中醫從心所藏之「神」對意識活動的重要性這個角度出發，認為這些是心所藏之「神」不足所致，從而運用安神的方法治療心慌、失眠、多夢等，而且取得了很好的療效。

平時我們在治療各種疾病時，首先要安心神，把這個「君王」穩住了，其他臟腑就好管理了。正所謂「主明則下安」、「主不明則十二官危」。

心的病變，主要反映在血脈失調和神志異常等方面。心包為心之外衛，故溫熱病邪內陷，多為心包所受，從而出現神昏、譫妄等病候。心氣虛則多起於內傷，表現為心氣、心血之虧虛和心神暗耗；而實證多由痰、火等內部阻塞所致。

當心氣虛時，推動血液循環的力量不足，就會出現心悸、氣短、脈弱無力等症狀，這時就需要使用補益心氣法來改善。

若氣虛又見寒象，如肢冷、自汗、四肢厥冷、脣甲青紫、大汗淋漓、脈象散亂，則為心陽欲脫之證候（按：中醫用語，概括為一系列有相互關聯的症狀總稱），宜用急救回陽法；若見心悸、失眠、多夢、面色不華、脈細，則為心血不足，治當補養心血；若血虛又見虛熱現象，則屬陰虛。若心胸憋悶、心前區疼痛（有時牽引肩背）、舌質暗紅或有瘀斑、脈澀或結代，甚則可見面青和脣甲青紫，為心血瘀阻，治當活血祛瘀。

心血不足，憂鬱傷神，就會出現「臟躁病」，以悲傷欲哭、躁擾不寧為主要症狀，治用養心潤燥法。

若以失眠為主，加上心煩、盜汗、舌紅、脈細等症狀，為心火偏亢、陰血不足，治用清熱養血安神法；若熱邪進入心包，擾亂心神，出現高熱煩躁、神昏譫語、舌紅絳、脈數等症狀，可用清熱解毒、開竅醒神法；若痰火擾心，出現失眠煩躁，甚至言語錯亂、嘻笑不休、打人毀物、棄衣而走，即為癲狂病，可用降火逐痰法。

心屬火臟，與夏季相通，水能克火，而冬季屬水，一日中正午應夏，夜半應冬。所以，**心臟病多發生在夏季或日中，病情加重、病危或死亡則大都在冬季或夜半**。

心臟保健宜如《黃帝內經》所述：「恬淡虛無，真氣從之，精神內守，病安從來。」另外，注意適寒溫、慎起居、保持身體健康，配之以導引、吐納等方法，使氣機通暢，血脈調和，則效果更佳。

04 心臟病的前兆

快節奏的生活，讓每個人都面臨著新的壓力。不只精神壓力倍增，體力上的消耗也越來越大，很多人更是積勞成疾。有時會出現渾身無力、頭腦不清、心悸氣短、失眠健忘、上火便祕、食慾不振等症狀。

這些，大都是因為心經問題所致。心經是人的生死命脈。如果一個人的心經發生病變，除表現出上述症狀外，還會伴有喉嚨乾燥、頭痛、心痛、口渴、胸脅痛，以及上肢前內側本脈過處發冷、疼痛、手掌熱痛等症狀。

一旦出現這些問題，該如何解決？

心屬火，木能生火，木行對應的是肝。經絡取穴補瀉時常用「虛則補其母」之法，而且「五藏有疾，當取之原」。虛則補其母，一可補其母經，一可在其本經上補其母穴。

照此理論，補心的穴位可以是心經原穴（也是輸穴）神門穴，還可以是肝經原穴太衝穴，或心經的井穴少衝穴（心經屬於陰經，陰經的井穴五行屬木）。

肝在五行屬木，其變動為「握」，現在做一個握拳的動作，但是要從小指這一側握起，小指尖正好點按在心經的滎穴、少府穴（屬火）上。這一小指的抓握點按的動作，將心經木穴少衝穴點按在火穴少府上，木火相生。這就是簡單的補心手法。但其動作要領是緩慢，使少府穴微痛即可。此法可以有效加強心主血脈的功能，進而改善手冷、血液循環不良等症狀。

現在很多人都會自行敲打經絡，的確是個好方法，但並沒有這麼簡單，弄不好還會出問題。臨床上醫生也常用拍打法，但是以五指併攏微屈叩打，而非握拳捶打；檢查腎區有無叩擊痛時，也會先在腎區墊一隻手掌，而不是直接叩擊。

我的同事遇到一位求治腰痛的老先生，他說自己身體很好，體檢也正常，現在每天都會敲打腰部的膀胱經。同事聽了，立刻建議老先生到大醫院做檢查。後來檢驗出尿液中有紅血球，是敲打腰部用力不當所致。

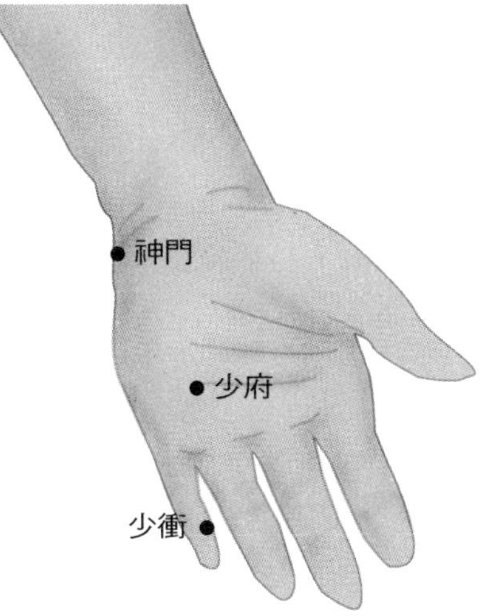

▲補心三大穴位：神門穴、少衝穴、少府穴。

凡事得有一個度，正確操作才有保障。抽空看看經絡循行，經絡如同河道，經常梳理河道還是有益的。選擇適合的部位，如肌肉豐厚處，用適合的手法拍打比較安全。

心臟病是心臟疾病的總稱，包括風溼性心臟病、先天性心臟病、高血壓性心臟病、冠心病、心肌炎等。臨床實踐證明，手部按摩是防治心臟病的有效輔助方法。

當身體出現以下現象時，建議就醫進行心臟檢查，以利早期發現病症，並採取有效的防治措施：

- 體力活動（包含性行為）時有心悸、疲勞、氣急、胸悶、胸痛或呼吸困難等不適。
- 左胸部疼痛伴有出汗，或疼痛放射至肩、手臂及頸部。
- 脈搏速度過快、過慢、短促或不規律。
- 熟睡或做惡夢過程中突然驚醒，感到心悸胸悶、呼吸不暢，須坐起來一會兒才好轉。
- 性生活時感到呼吸困難、胸悶或胸痛。
- 飽餐、勞累、寒冷、吸菸、看情節緊張的電影或電視時，突然感到心悸、胸骨後疼痛或有胸悶壓迫感。
- 在公共場所，容易感到胸悶、呼吸不暢和空氣不夠。
- 上樓梯時，比以前或比別人容易出現心悸、氣急等症狀。
- 突然出現一陣心悸、頭暈、眼前發黑，有要跌倒的感覺。

・兒童的活動能力比同齡人差，活動時感覺心悸、氣急、乏力、口唇青紫。
・感冒後輕微勞動也感到心悸、疲乏，或走路稍快則感覺氣急。
・突然胸部不適而昏倒在地上，或有馬上要「死去」的感覺。
・睡覺時感到呼吸困難，需要高枕而睡。
・下肢浮腫（中老年人下肢水腫，往往是心臟功能不全導致靜脈血回流受阻的表現）、手指或腳趾末端肥大、變形，且甲面凸起如鼓槌狀（常見於慢性肺源性心臟病）。
・臉、口唇或指甲出現青紫、暗紅等異常顏色。
・休息時自覺心跳有異常聲音，或手掌握觸前胸壁心臟部位時有震顫感。
・妊娠期出現心悸、頭暈、氣急或浮腫。
・耳鳴（心臟病患在早期都有不同程度的耳鳴表現，這是因為內耳微細血管動力異常，病症尚未引起全身反應時，內耳就得到了前兆信號。如果耳垂出現一條連貫的皺褶，極有可能是冠狀動脈硬化所致）。
・由鎖骨上至耳垂方向凸起一條表筋，如小指粗，很可能是右心功能不全。
・左肩、左手臂內側有陣陣痠痛，有可能是冠心病。

心臟病的典型症狀是胸痛、走路易喘、心跳異常及浮腫等。有時過熱、貧血、甲狀腺功能亢進等也會引起心跳異常，使人頭昏眼花。如非心臟的器質性疾病，只是年紀大或緊張引起的心律不整，或輕微的心區不適，可立刻按壓心經穴位，如神門穴（位於腕部，腕掌側橫紋尺側端，尺側腕屈肌腱的橈側凹陷處，心經輸穴、原穴，見第六十八頁）加足三里穴（足陽明胃經合穴），常有意想不到的功效，但這些穴位以毫針針刺效果較好。

按壓神門穴時，應避免按壓神門穴處的尺動脈，可用拇指掐按位於中指指尖的心包經中衝穴，也相當有效。但中醫臨床治病是未病先防、既病防變，其方法的運用不固定，針灸穴位也一樣，不同的醫生針刺會有不同的效果。

05「心腹之患」是大患

中醫理論博大而精深、神奇而微妙。在中醫裡，人體內的許多東西都相互連繫，彼此間都有一定的影響。古代有一個成語典故叫「心腹之患」，為什麼古人一定要將「心」與「腹」聯繫在一起呢？

相傳，在春秋時期，吳王夫差覺得自己國力強盛，想向外擴充地盤。就在這個時候，越王勾踐帶著自己的臣子和一些厚禮來朝見夫差。夫差很高興，心想，越王對我還不錯，還挺忠心的，就放他一馬吧！這時吳王手下大將伍子胥看出問題。他認為出兵伐齊，沒什麼太大的作用，當前越國才是吳國的心腹之患。可是夫差他不聽勸告，後來越國趁吳國北上伐晉時出兵伐吳，就這樣將吳國徹底打敗了。

這便是「心腹之患」的典故。它原出自《後漢書．陳蕃傳》，其記載：「寇賊在處，四肢之疾；內政不理，心腹之患。」後來人們常用「心腹之患」形容問題的嚴重性。有些權臣會將自己最親信的人稱為「心腹」，其重要性顯而易見。

心腹為什麼重要？心是心臟，對應手少陰心經，屬裡；腹內有小腸，為腑，對應手太陽小腸經，屬表。二者透過經脈的絡屬構成表裡關係。

心脈屬心，下絡小腸，小腸之脈屬小腸，上絡於心，心屬裡，小腸屬表。二者經脈相連，故氣血相通。生理情況下兩者相互協調，心之氣通於小腸，小腸之氣也通於心。所以，「心腹之患」是說互為表裡的小腸經與心經是一個整體，誰出了問題都不可等閒視之。心經的問題常常會反映在小腸經上。比如，心臟病發作時往往會有背痛、上肢痛的症狀，有的人甚至還會牙痛，而這些疼痛部位大多是小腸經的循經線路。

如果一個人的心火過旺，除了會出現口爛、舌瘡外，還會有小便短赤、灼熱疼痛等小腸實熱證候，這叫做「心移熱於小腸」。如果小腸實熱，也會順經上於心，出現心煩、舌尖潰瘍等症狀。因此，同時出現這些情況時，在治療上既要清瀉心火，又要清利小腸之熱，相互兼顧，才能有成效。

為什麼說「心腹之患」才是大患？原因就在這裡。

06 夏季養心重在靜

心，就像一頭不知疲倦的老牛，自始至終為我們的身體工作。我們睡覺了，它卻不能睡。一年四季，我們都要養心，但夏天為重點。《黃帝內經》中有記載：「心者，生之本……為陽中之太陽，通於夏氣。」

為什麼養心一定要在夏季？因為心主夏。心與夏氣相通應，夏季以炎熱為主，在人體則心為火臟而陽氣最盛，同氣相求，故夏季與心相應。人體陽氣隨著自然界的陰陽升降而發生週期性變化。夏天屬火，火氣通於心，火性為陽，陽主動，再加上心為陽中之陽，屬火，兩火相逢，勢必擾動心神，出現心神不寧，引起心煩，心煩了，心的負擔就會加重。

所以，在烈日炎炎的夏季要重視心神的調養。

《黃帝內經．素問．四氣調神大論》指出：「夏三月，此謂蕃秀，天地氣交，萬物華實，夜臥早起，無厭於日，使志無怒，使華英成秀，使氣得泄，若所愛在外，此夏氣之應養長之道也。逆之則傷心，秋為痎瘧，奉收者少，冬至重病。」

夜臥早起，無厭於日，指夏季要早點起床，以順應陽氣的充盈；晚些入睡，以順應陰氣的不足。厭，有厭惡、厭棄的意思。也就是說，夏季多陽光，但不要厭惡日長天熱，因為透過日照，可以補養人體的陽氣。每次晒太陽，不得少於十五分鐘，但不宜過長，過長會損害皮膚。

而使志無怒，使氣得泄則是指夏季要保持淡泊寧靜的心境，不要發怒；只要神清氣和，思想平靜，就不會生心火。當然，也不能大喜，過喜則會傷心。夏天一定要使體內的氣宣洩出來，如夏日困擾，懈怠厭倦，惱思鬱積，氣滯不宣，則有違養生之道。怎麼宣洩？最好是天氣涼爽的時段進行一些運動，如散步、慢跑、體操、太極拳等，以微汗為宜。

嵇康《養生論》說：「夏季炎熱，更宜調息靜心，常如冰雪在心，炎熱亦於吾心少減，不可以熱為熱，更生熱矣。」這裡指出了「心靜自然涼」的夏季養生法。

在夏天，天氣越是炎熱，遇事越要心平氣和；遇到不順心的事，要學會轉換情緒，學會「冷處理」。尤其是夏季的午後，天氣炎熱，使人難以入眠，情緒急躁，此時可以採取靜坐、練習書法、繪畫、聽音樂等方式，使自己的心情平靜。

盡量選擇舒緩的音樂，音量不宜過大；也可閉目坐於陰涼處，想像冰雪、大海、綠蔭等景象，默念「陰涼」二字，在心理暗示、心理放鬆的同時，使機體放鬆，代謝下降，達到去熱消暑的目的。

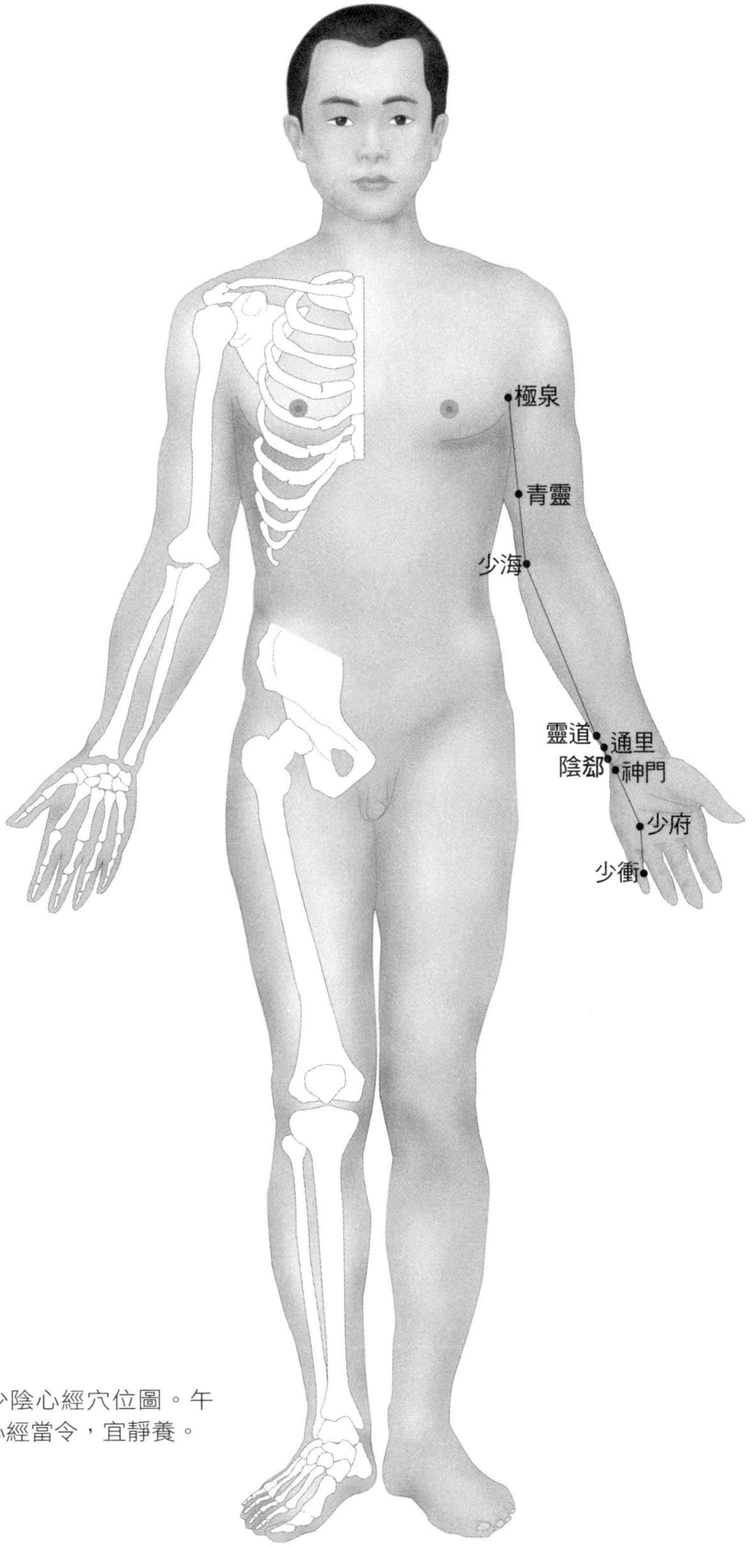

▲手少陰心經穴位圖。午時心經當令，宜靜養。

黃帝內經養生錄

問：最近常感覺心慌、氣短、自汗、胸悶不適、渾身無力，也面色蒼白。醫生說是心氣虛，只要補一補就行了。怎麼補？

答：心氣虛是指由於過度發汗、瀉下過多，長期勞心過度、心氣耗損，或是年老臟氣日衰、病後體虛所引起。

進一步出現畏寒、四肢發冷等狀況，則屬於心陽虛。一般來說，有心氣虛或心陽虛症狀的人，平時應避免大量出汗，因為汗液過度流失會導致「氣隨液脫」，並進一步加重氣虛症狀。如因汗多，出現心慌、氣短症狀時，可使用三公克到五公克的西洋參（按：一種人參，原產於美國北部到加拿大南部一帶）泡水飲用。接受醫生治療的同時，還要搭配心理調養，所謂「恬淡虛無，真氣從之，精神內守，病安從來」。

問：我父親今年五十二歲，以前一直很健康，最近不知道為什麼突然變瘦，且身體忽寒忽熱，每天午時之後還有惡寒症狀。怎麼辦？

答：如需中藥治療，請醫生四診合參後再開處方。如行穴位療法，根據按時發病的特點，建議根據《黃帝內經．靈樞．順氣一日分為四時》「病時間時甚者，取之輸」的原則，選取發病時間當令經絡的輸穴治療。如果是午時，屬心經當令，心經輸穴為神門；午後未時為小腸經當令，小腸經輸穴為後溪。可請針灸醫生針刺此輸穴的方法治療。

此為個人經驗，僅供參考。

問：按摩心經是不是在午時最好？

答：當然，午時是心經值班，陽氣最盛，此時按摩心經可以暢通人體氣血；按摩後再午睡片刻更好。

問：前段時間，我母親與父親吵了一架。儘管現在兩人和好了，母親最近還是感覺心慌氣短，夜裡總是失眠，怎麼辦？

答：可選用補心氣的穴位：少衝穴、神門穴、太衝穴。操作無效時請及時就醫診治。

問：我聽說「熱生火、火生苦、苦生心」，這樣看來，是不是說吃一些苦味食物對心臟有好處呢？

答：是。熱盛生火，火氣能產生苦味，苦味能夠滋養心臟。如苦味歸心經、心包經、小腸經，所以心火旺或小腸經旺時，都可用苦味來調理。

「小腸經旺」指的是小腸、十二指腸感染、發炎，引起腹瀉、潰瘍、糜爛，或熬夜以後舌頭腫脹刺痛；心火旺則包括過敏反應、紅腫熱痛等，可以用苦味食物來緩解。

在苦味食物中以苦瓜最佳，中藥則用黃連解毒湯；在肝功能異常的急性期，也要用苦的藥方，如黃連解毒湯、黃芩、黃連、黃柏、梔子等。當然，凡事都不能太過。吃過多苦味食物，會傷脾氣而不濡潤、傷胃氣而脹滿；因苦味屬火，過食還會傷害肺臟，會使皮膚變得枯槁，頭髮也會脫落。

問：夏天天氣炎熱時，我就感覺自己嚴重心悶，且晚上總是失眠多夢，該怎麼解決？

答：夏天天氣炎熱，總會擾亂人的睡眠。點按少府穴、太衝穴、行間穴，再配合按揉內踝下照海穴（屬腎經，詳見第十章）和外踝下申脈穴（屬膀胱經，詳見第九章）可緩解症狀。此外，中午一定要午睡，飯後找個陰涼的地方，休息片刻，一下午心情都會很好。如果自己點按穴位效果不理想，還是找中醫師進行治療。因為穴位療法能否得效，與手法還是有很大關係的。

第八章
保養小腸的最佳時段

未時小腸經當令，是保養小腸的最佳時段。午餐最好在未時之前吃完，這樣才能在小腸精力最旺盛的時候，把營養物質都吸收，否則就會造成浪費。午飯一定要吃得好，飲食的營養價值要高、要精、要豐富。

未時（十三點到十五點）

01午餐當然要在午時吃

小腸，是飲食消化和吸收的主要場所。《黃帝內經．素問．靈蘭祕典論》說：「小腸者，受盛之官，化物出焉。」這段話說明了小腸的生理功能——受盛化物和泌別清濁。那要如何理解小腸的這兩項功能？

「受」有接受之意，而「盛」在古代是指用來祭祀的穀物。「受盛」也就是接受祭祀用的穀物。穀物在祭祀前，通常會經過加工，而小腸接受的是經過胃初步消化的食物，是已初步加工過的精細食物，因此小腸有「受盛之官」的美譽。

如果受盛功能失調，傳化停止，則氣機失於通調，滯而為痛，引起腹部疼痛等病症；如果化物功能失常，就會導致消化、吸收障礙，其典型表現為腹脹、腹瀉、便溏等。

而泌別清濁中的泌，有分泌之意；別，即分別、分離；清，指水穀精微，即具有營養作用的物質；濁，即代謝產物。

小腸接受了胃傳遞過來的初步加工過的食物，接下來就是將食物進一步消化成人體可以吸收和利用的物質，並將其中的精華物質吸收，提供給人體使用，最後再將剩下的糟粕物質向下傳遞給大腸，由大腸排出體外。

食物從口進入人體後，透過消化液（口水、胃酸等）的幫助，進行磨碎、分解等工作，尤其是經胃充分磨細、乳糜化後，推送入小腸，就可進行消化、吸收與分類。可以說**人體所吸收的養分，一半以上都在小腸完成**，其重要性可想而知。

平時應怎麼養護小腸？一定要好好吃午餐。**午餐**什麼時候吃最好呢？午時較好，**最好在十二點半左右**，不要趕在正午十二點，因為此時人的氣血最旺，身體處於最亢奮狀態。未時，也就是下午一點至三點這段時間，小腸經最活躍，**而午餐一定要在午時內吃完**，這樣到了未時小腸值班時可以最大化的吸收食物的營養成分。這也就是所謂的「未時午餐要午時吃」，**未時就是消化午餐的時候，因此一定要在午時將食物吃下**。

午餐一定要吃好，飲食的營養價值要高、要豐富，但還是要以簡單、重質不重量為原則，避免吃得過飽，導致整個下午都沒有精神。

雖然我不贊成不吃晚飯，但**晚飯的分量一定要吃得少**。為什麼現代人常生病？晚飯吃太飽就是原因之一。俗話說馬無夜草不肥，同樣道理，**人晚飯時吃得過多也會導致肥胖**。

02 頸椎病的根源在小腸經

在門診時，我經常聽到患者說自己有「頸椎病」。現代醫學認為，頸椎病是由於椎間盤突出、頸椎骨質增生（按：俗稱骨刺）所引起的一系列臨床症狀。還有人將以頸椎退化性病變為基礎（椎間盤突出、骨質增生等），結合由此引起的頸肩部痠麻、脹痛症狀，稱作頸肩綜合症。

現代醫學把頸椎病分為頸型、神經根型、脊髓型、椎動脈型、交感神經型和其他型，其臨床表現常為頸、肩臂、肩胛上、背及胸前區疼痛，手臂麻木、肌肉萎縮，甚至四肢癱瘓。可發生於任何年齡，以四十歲以上的中老年人為多。其具有發病率高，治療時間長，治療後極易復發等特點。

一般認為，頸椎病主因是頸椎間盤和頸椎，以及其附屬結構的退化性病變所引起。現在，人們也更認識頸椎病的發病機制，不能單純以外力壓迫因素解釋，還有血管因素和化學因素的作用，因而引發水腫及炎症或加重了神經症狀。

頸椎病的發展是一個很漫長的過程，常和身體素質、職業、生活習慣、寒冷有明顯關係。胃腸吸收差、生活不規律、長期伏案工作、思想高度集中者是頸椎病的好發族群，如財務人員、電腦人員、駕駛員、教師、辦公室工作人員、裁縫等。頸椎病本是中老年人的常見疾病，但是因為社會工作節奏加快、複雜程度提高，使頸椎病有年輕化趨勢。

患有此病的女性人數是男性的三到四倍，據國外醫學界統計，在美國每年約有二十萬人，因為罹患腕隧道症候群，而需要進行手術治療。

根據經絡理論採用針、灸、點穴、推拿、膏藥貼敷或湯藥內服等方法，可有效緩解症狀。尤其是針刺療法的神奇療效，難怪《標幽賦》有言：「拯救之法，妙用者針。」

中醫認為，本病是由於長期勞累，氣血失和，加上外感風寒、阻滯經絡所致。所謂「邪之所湊，其氣必虛」。

根據經絡理論，按症狀的發作部位、特點，結合四診判斷為不同的經絡病證，選取適合的穴位進行，可調和氣血、祛風散寒、舒筋通絡，從而達到解痙止痛的目的。中醫治療方法都應以經絡理論為指導。比如，針刺主要應用腧穴理論，推拿按摩應用經筋理論，挑刺放血應用絡脈理論，藥物貼敷、刮痧等應用皮部理論。

頸肩綜合症的發展大致可分為三個階段：早期，長時間的緊繃工作後，可見頭暈、頸肩部勞累，此時只要注意適當的活動和放鬆，保持心情愉悅，也可做短暫的外部治療，便能恢復原有的輕鬆。

若前述症狀未受重視，使病變進入中期，則會出現頸肩部肌肉群痙攣、頸部發僵、兩上肢痠麻脹痛等症狀，此時頸椎已發生退化性病變，但仍在可逆階段，認真治療可避免進展，甚至組織病變也可康復。療效可靠的中藥外貼治療會使症狀迅速緩解，再配合適當鍛鍊，糾正行坐姿勢，可預防復發。

若放棄中期治療，使頸椎病進入後期，骨質增生密度增高、椎間盤突出之髓核機化、椎管狹窄，將使治療難度增加。因此，一旦出現頸肩不適，應及早治療。

小腸經最常見的症狀是肩臂疼痛，其他還有重聽、眼黃、眼澀等與體液有關的不適，有時還可能尿頻、腹脹。梳理小腸經，刺激小腸經上的穴位是很有效的方法。

小腸經從小指外側的少澤穴開始上行，沿著手臂外側後緣，至肩關節以後向脊柱方向行走，然後向前沿頸部上行，至顴骨，再到耳前聽宮穴而終。這僅是體表穴位的循行線路，在體內如何和心相表裡，要看內經經脈循行原文，這樣才能明白臟腑之間的連繫。

看了經脈分布，就能明白為什麼手上的一個穴位，可以解決頸肩部的痠痛。梳理小腸經最好在未時小腸經最旺時開始。

後溪穴是小腸經的重要穴位，是治療小腸經循行部位頸肩痛的首選穴位。如果你坐在桌前，打開手掌，將三條掌紋中最上面的那條對準桌緣，然後小臂外旋使手掌垂直呈現手刀狀，此時桌緣接觸的部位，就是後溪穴。

上下動一動手掌，會感覺接觸點痠痛。保持這一動作，或用手指按揉此穴，邊按揉邊做聳肩縮脖、向左右兩側看或搖頭晃腦等動作，就可以消除頸肩痠痛症狀。平時可能還感覺不到此穴的威力，但有痛症時，針刺此穴位就可以顯出其功效。後溪穴是小腸經輸穴，還是八脈交會穴之一，通督脈，所以腰背疼痛取此穴也非常有效。

還有一個必須提的穴位，即養老穴。取穴時以掌心對著自己的胸部，當尺骨莖凸（按：手腕外側凸出的骨頭）橈側緣凹緣中，小臂內旋則找不到這個穴位，為小腸經郄穴。

郄穴是經脈氣血曲折深聚處的穴位，常用來治療本經循行所過部位及所屬臟腑的急性病症。陰經郄穴多用於治療血分病症，而陽經郄穴多用於治療氣分病症，如急性疼痛、氣形兩傷等。

當臟腑發生病變時，常在相應的郄穴產生疼痛、痠脹及反應物，臨床常用作診斷疾病的參考。針刺或按摩郄穴也能梳理經絡氣機，從而起到調理臟腑的作用。此穴能改善老年人的視力模糊，還可以蓄元氣、調精

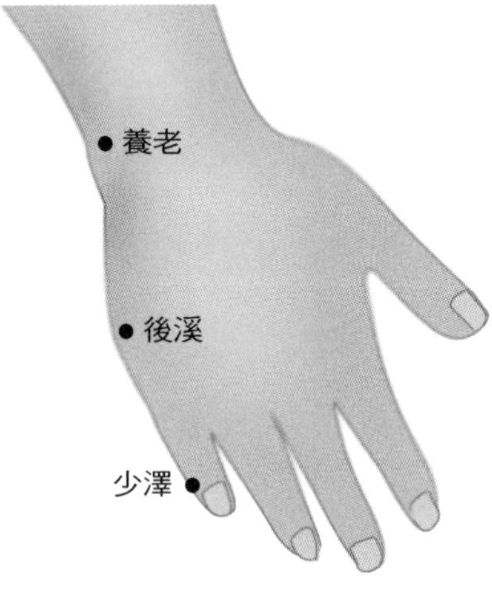

▲小腸經從小指外側的少澤穴開始上行，後溪穴和養老穴是治療肩頸痠痛的首選穴位。

神。腰腿疼痛者，針刺此穴雖不能針到病除，永不復發，但可以減輕即時症狀。

人體的器官組織由經絡系統連繫，是一個完美無缺的能量系統，人體一有病變，都逃不出經絡的法網。透過經絡體系，可以快速探本查源，對疾病一目瞭然。這也正是經絡養生的神奇魅力所在。宋代醫家竇材在《扁鵲心書》中開卷第一句就是「諺云：學醫不知經絡，開口動手便錯」。

所以，我們是否也該好好考慮一下：是只知道幾個穴位就夠了？還是要好好熟悉一下十二經絡系統呢？

如果把經絡系統比作城市的交通，穴位就是道路上的地標或相關標誌。一個是熟悉交通道路，可以被稱為活地圖的職業司機；另一個是僅僅會開車，但不熟悉交通規則、道路號誌的普通人。

你希望自己是哪一種？

03 面如桃花也是病

心與小腸相表裡，心經的問題常常會反映在小腸經上。生活中經常看到一些熱心腸的人，他們在助人為樂時會胃口大開，久則心寬體胖。為什麼愛幫助別人的人被稱為「熱心腸」？小腸經屬於太陽經脈，道家講，善能生陽，這一陽的生起，就會帶動體內的陽氣，就會熱了人的心腸。

如果我們在別人需要幫助時，能伸出手拉別人一把，這一幫、小指一動，不只提升了小腸的能量，也提高運化能力，比平時吃藥、吃補品來得快速、有效，所以吃飯香甜、營養吸收好。吃得好，心情就好，這是一種正向循環。

心藏神，一個人有了精神、心情好，心臟功能自然就會好。因此，可以說小腸經就像一面反映心臟能力的鏡子，透過了解心臟和小腸的表裡關係，還可以預測心臟功能。

曾有位中年女性患者，說自己最近幾天總感到胸悶心慌、臉紅心跳，尤其在下午兩點左右症狀更嚴重，但是就醫檢查後也沒查出原因。

「心在體合脈，其華在面。」也就是說，全身的血脈統屬於心，由心主司，如果心出了問題就會從面部色澤上表現出來；「有諸內，必形諸外。」內臟精氣的盛衰及其功能的強弱，就會顯露在相應的體表組織器官。又由於小腸經循於面部，故心臟出問題就會透過小腸經表現在臉上。

可是為什麼醫院查不出原因？下午兩點至三點，經常出現胸悶心慌、臉紅心跳的現象，從中醫的角度說，是心有病。心在五行中屬火，為陽中之陽，中醫稱它為「火臟」。如果一個人的心火亢盛，其面色就會變得紅赤。下午兩點時分臉紅，便是心火外散的現象。

根據中醫理論，心其華在面，有心慌的症狀當然要考慮心的問題。下午未時乃小腸經當令，心與小腸經相表裡。是心的病，但要從小腸經來治。心為君主之官，心有病不直接治心，要從心包或者小腸治。引心火下移小腸，透過小便將熱排出。

針刺穴位的理論根據是「病時間時甚者，取之輸」。針刺小腸經輸穴後溪穴片刻，不適症狀即減輕，為穩妥起見，根據同一辨證思路，配合耳貼、湯藥以調理善後。

中醫強調「不治已病，治未病」。有病不可怕，如果能做到早發現、早治療，任何疾病都可以在顯露之前就消滅它。

《黃帝內經》中說：「病已成而後藥之……譬猶渴而穿井，鬥而鑄錐，不亦晚乎？」意思是說，疾病已經形成再去用藥治療，就如同口渴了才去挖井、要打仗了才鑄造武器一樣，這不是太遲了嗎？

04「吃哪兒補哪兒」的傳說

民間有一句俗語叫「吃哪兒補哪兒」。真有道理嗎？儘管現代醫學對其中奧祕沒有明確答案，有時也不認同，但是在傳統中醫卻有無數的理論依據。

唐代著名醫藥學家孫思邈，曾發現動物內臟和人類內臟十分相似，於是他透過一系列的「試驗」，提出了「以臟治臟」和「以臟補臟」的學術觀點。這是中醫食療中一個很重要的法則——「以形補形」，也就是我們常說的「吃哪兒補哪兒」。

明代李時珍也說：「以胃治胃，以心歸心，以血導血，以骨入骨，以髓補髓，以皮治皮。」這些理論依據非常清楚的說明了，古代中國醫學中的「以臟治臟」、「以臟補臟」及「以類補類」養生原則是被廣大認可的。

但是，不能機械式的理解「吃哪兒補哪兒」，更不能濫用，否則會有損健康。

中醫學認為，動物臟器為「血肉有情之品」，較草本藥物更易被人體吸收，因而能迅速起效，在調養、補益方面效果明顯。另外，動物臟器與人體相應內臟在形態、組織成分構成和生理功能等方面有諸多相似之處，當人體某一內臟發生病變時，用相應的動物內臟治療或補益，往往會有很好的療效。

現代研究也進一步證實「以臟補臟」有一定的科學性。比如，從動物胰腺提取的胰島素可治療糖尿病；從豬肝中提取的豬肝核糖核酸，可治療慢性活動性肝炎及慢性持續性肝炎；眾多動物膽汁所含的膽酸鈉、去氫膽酸等，均有明顯的利膽作用，可治膽囊炎、膽石症、膽囊切除術後症候群等。

但是，這並不代表所有人只要有了胃痛就要吃豬肚、得了心臟病要吃豬心、骨折了就得喝大骨湯……病症在每個人身上的表現不同，治療和食療方法也不盡相同，應區別對待。

比如，吃肝明目。唐代孫思邈用豬肝治療夜盲症，可是此法不適合高血脂患者。動物肝臟中含有豐富的膽固醇，這對高血脂患者無異於火上澆油，應要少吃動物內臟。那高血脂且視力不佳的人，要怎麼透過飲食「明目」呢？

豬肝的療效與本身所含的維生素A密不可分。明白這一點，就知道除了豬肝外還有其他方法。比如，胡蘿蔔等黃綠色蔬菜中都含有豐富的β—胡蘿蔔素，它在人體內可以轉化為維生素A，因此可用胡蘿蔔代替豬肝進行食療。

關於養生要訣，《黃帝內經》開篇並沒有說吃什麼補什麼，而是強調「法於陰陽，和於術數，食飲有節，起居有常，不妄作勞」。所以，**吃什麼是次要，規、律、平、和才是養生的無上妙藥。**

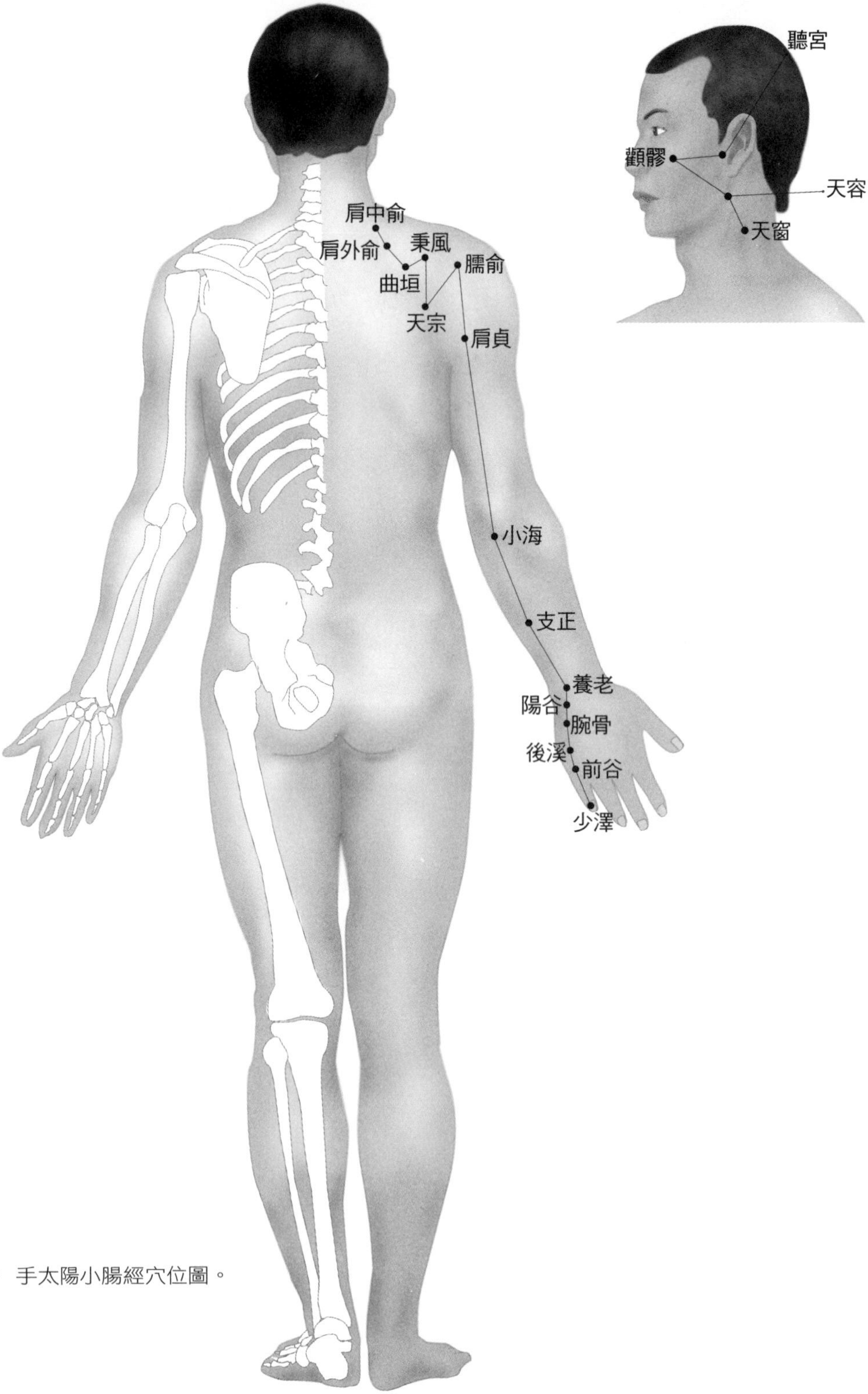

▶ 手太陽小腸經穴位圖。

黃帝內經養生錄

問：人到老年，容易健忘。中醫認為這主要是因為腎氣逐漸虧虛，不能上榮於腦。而根據「以臟補臟」的理論，老年人就應該多吃豬腦、雞頭等食物來補益大腦嗎？

答：「吃哪兒補哪兒」有一定的中醫理論依據，但要用辨證的眼光看待問題。豬腦屬於高膽固醇食物，而老年人常有程度不一的高血脂、動脈硬化等問題，如果過食高膽固醇食物會加重病情，甚至誘發中風。

若是兒童或青少年，則可以適當吃一些豬腦，以補益大腦。

有句民間諺語叫「十年雞頭賽砒霜」。意思是說，雞越老，雞頭毒性越大。有資料稱，雞在啄食中會吃進含有害重金屬的物質，這些重金屬主要儲存於腦組織中，雞越老，儲存量就越多，毒性就越強，所以雞頭不宜多吃。

老年人補腦可選擇核桃，每天吃兩個，日久自會體會其中妙處。

問：民間流傳吃血豆腐（按：豬血、鴨血等）**可以補血是真的嗎？**

答：有資料稱，貧血吃血豆腐最佳，因為血豆腐富含鐵，可以補血。而膳食中的鐵主要分為動物性食品中的血紅素鐵，和植物性食品中的非血紅素鐵兩種。含鐵豐富的動物性食物，包括各式動物瘦肉、肝臟、血、蛋黃等；含鐵豐富的植物性食物則有黑木耳、海帶、芹菜、韭菜、菠菜等。

動物性食品中的鐵更容易被吸收利用，但是如果為了補鐵而增加各種肉類、動物肝臟等的比重，又會增加膳食脂肪和膽固醇的攝入量。所以，動物血是補充鐵元素既經濟安全又營養豐富的食品。每一百公克血豆腐含鐵八・七毫克，每天吃一百公克血豆腐，再加上其他膳食中含有的鐵，就能滿足全天鐵的攝入量，而一百公克蛋黃和一百公克瘦豬肉中鐵的含量均低於豬血，其膽固醇和脂肪的含量又高於豬血，因此選擇吃血豆腐補鐵更佳。

第九章

膀胱經上有靈藥

《黃帝內經．素問．咳論》：「腎咳之狀，咳則腰背相引而痛，甚則咳涎……腎咳不已，則膀胱受之，膀胱咳狀，咳而遺溺。」申時是膀胱經當令，宜適時飲水，千萬不要憋尿，否則會導致「尿瀦留」（按：又稱尿滯留，膀胱內尿液鬱積而無法順暢排出）。

申時（十五點到十七點）

01 膀胱病的兩大信號

膀胱的功能是儲藏和排泄尿液。如果膀胱發生病變，就會發生尿頻、尿急、遺尿、尿失禁等症狀。《黃帝內經．素問．脈要精微論》：「水泉不止者，是膀胱不藏也。」也就是說，尿失禁是膀胱不能儲藏津液的表現。如果膀胱排尿功能失調，就會出現小便不利、淋漓不盡，甚至小便癃閉不通（按：癃音同隆）等問題。

由此可知，膀胱病的兩大信號就是遺尿和小便不通。膀胱不能儲藏尿液就會漏，不能排尿就會不通，嚴重者會導致癃閉。

什麼是癃閉？《黃帝內經．素問．宣明五氣》中說：「膀胱不利為癃，不約為遺溺。」癃閉，也就是常說的尿瀦留，就是排尿不順或不通。排尿不順，點滴而短少，病勢較緩者為「癃」；小便不利，點滴全無，病勢較急者為「閉」。

膀胱是一個儲藏尿液的容器，除非經常性憋尿，否則本身不容易致病。中醫認為，膀胱與腎相表裡，主一身水氣之通調，水分不足或過剩都會致病，包括小孩子尿床、大人頻尿、尿急，甚至發炎、致癌等。

又因「腎主骨，肝主筋，腎水滋養肝木」，水少則木枯，水虧則筋病。我們平時看到那些經常筋骨痠痛，坐骨神經、頭項腰背疼痛，冬季特別容易感冒的人，也與膀胱經有關。

婦女更年期反覆發作、不易根治的急慢性膀胱炎，其主因為腎水不足。《黃帝內經》中說：「七七，任脈虛，太衝脈衰少，天癸竭，地道不通，故形壞而無子也。」意思是女性到了四十九歲時，因為先天腎水枯竭，排經停止，生理功能開始退化，並失去生育功能，出現暫時性內分泌失調。

對於壓力性尿失禁（指因受外界壓力，如咳嗽、大笑、打噴嚏時無法控制尿，以致尿液流出的情形），治療時多以補益腎氣、提升中氣為主。

民間常艾灸神闕穴（按：屬任脈，位於肚臍）、關元穴、中極穴（按：足三陰、任脈之會穴，位於臍下四寸）等穴位。具體方法為點燃艾條，在這些穴位上輪換薰，每個穴位處感到灼熱難忍時換穴再灸。每次半小時左右，每天進行一次，連續灸一週，如果症狀消失，即可停灸。再次復發時，如法再灸一週。如此反覆施灸，會得到意想不到的效果。

偶爾小便不利只是小問題，如果任其發展就會發生癃閉。

癃閉自救小竅門：取嚏法可以說是最簡單、最有效的通利小便的方法。即以打噴嚏的動作，開肺氣、舉中氣，通利下焦之氣，使小便順暢。用消毒棉棒向鼻中取嚏，古人認為下竅閉起自上竅閉，因而上竅通下竅也通，取「提壺揭蓋」之意。

如果試用無效，要及時就醫，切莫一味求己。平時經常按摩足三里穴、三陰交穴、中極穴、陽陵泉穴、水泉穴等穴位，對小便不通也有不錯的療效。

如何防止結石？盡量多喝水，這是最簡單又重要的措施。喝水能補足人體需要的水分，進而降低結石成分在尿液中的濃度，並防止結石促進物聚合。

飲水不僅有利於防止結石產生，即使已有結石困擾，不管是什麼類型，增加水的攝取量可以稀釋尿液，也可延緩結石生長速度，防止碎石或取石後的復發，促進結石排出。有研究顯示，約六〇%的患者在增加足夠的飲水量後，結石的復發率降低。

一般情況下，**每日的飲水量應超過兩千毫升，才能有效防止結石復發**。另外，可多食用含水量高的蔬菜、瓜果，盡可能把尿量維持在兩千毫升以上，肉眼觀察時，尿液呈現無色或淡黃色。

水質會影響結石的發病率，不過以

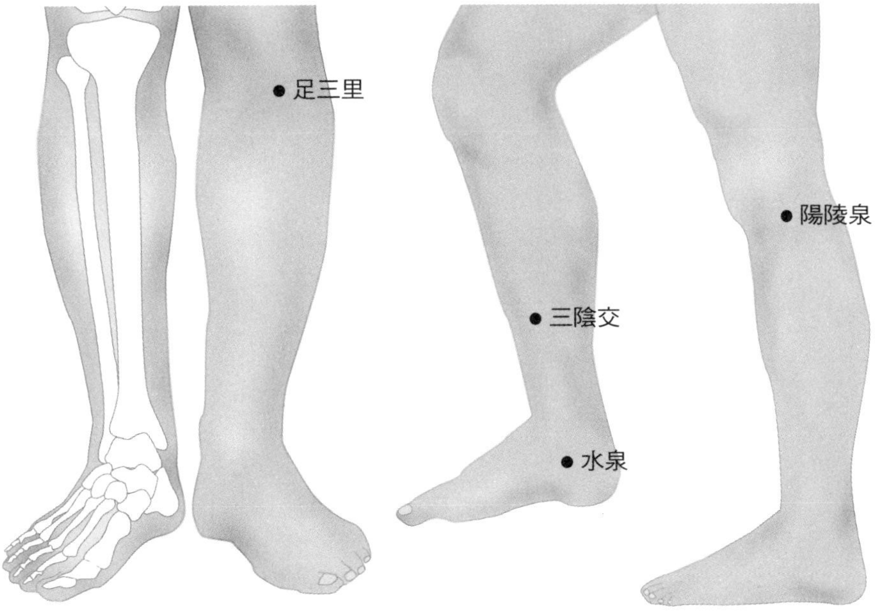

▲ 經常按摩圖中這幾個穴位，可以使小便順暢。

前普遍認為高硬度的水會導致結石形成，但根據現在的研究結果其實正好相反，水的硬度增加，各種礦物質越多，越容易結合成不溶性物質，從而減少礦物質在腸道的吸收。另外，水中含鎂等微量元素，這是良好的結石抑制物。

為了更有效的防止結石形成，應注重飲水時間。一般認為夜間結石容易形成，因此主張維持夜間尿量。建議睡前飲水五百毫升，可起到較好的防治效果。白天應將飲水量適當均勻分配，使每小時都有適量的尿液沖刷尿路，這樣可以將剛剛形成的微小結石，以及鈣離子、尿酸等有利於結石形成的物質及時排出體外，達到防治結石的效果。

餐後一至三小時，由於身體處在吸收高峰期，大量的代謝產物被腎濾過，此時加大飲水量，可有助於排出代謝產物，以防止結石。另外，在運動後，為了防止尿中溶質濃度增高，也應及時飲水。

日常用水應選擇普通的白開水。**草酸鈣結石或尿液草酸較高的患者要盡量少喝茶**。另外，也不能把飲料、牛奶、啤酒當成日常飲用水。

雖然啤酒絕大部分的成分是水，多飲可一時增加尿量，但在一時的利尿後隨即可引起尿液濃縮，而尿液濃縮是導致尿結石發生的危險因素；且啤酒內含有豐富的氨基酸等營養物質，長期大量喝啤酒，可攝入豐富的營養物質，導致尿液中嘌呤類物質的代謝產物——尿酸大大增加，因而尿酸結石形成的危險因素將成倍增加，尤其是痛風患者（體內尿酸值往往高於正常），更應禁止飲用。

02 運動和學習有最佳時間

為什麼說下午四點是運動的最佳時間？下午四點屬於申時，申時的屬相是猴子。猴子的天性是愛動，整天都會上蹦下跳。

下午四點，是人體新陳代謝率最高的時候。此時肺部呼吸運動最活躍，人體運動能力也達到最高峰，鍛鍊身體不易受傷，且陽光充足、溫度適宜、風力較小，可以說是鍛鍊的最佳時段。細心的人會發現，很多運動員破紀錄的時間多在下午這段時間，道理不言而喻。

你可能會說，那就在下午運動吧！當然，這時一定要多運動，而且還要有成效。必須全身出汗，才能達到鍛鍊的終極目的，所謂「動汗為貴」說的正是這個道理。

運動必須出汗，這樣不僅可以疏通全身經絡，也可以改善人的心情。如果今天你情緒低落，可以用出汗解脫煩惱。透過運動出汗，可以使皮膚更健康、睡眠更深，還可以緩解疼痛、放鬆肌肉、治療關節炎。

即使是現在，很多人依然認為早晨運動最好，但其實這種做法非常危險。清晨被現代人稱為「魔鬼時間」（按：一般指起床後一小時到兩小時這段時間），因為此時人體內的血糖、血壓，以及血液黏稠度，都是一天當中最高的，如果過度運動，再加上清晨寒冷刺激，極易導致身體不適，引發中風。

這樣看來，其實不應該提倡「聞雞起舞」的作息。但如果還是改變不了早起運動的習慣，可以選擇散步、打太極，或是做廣播體操等運動量較小的方式，千萬不要進行高強度的活動。

下午也是工作成效最好的時段。膀胱經是十二經脈中最長的一條，其一端至腦部。申時氣血流注腦部時，此時無論是工作還是學習，效率都最高。古人說「朝而授業，夕而習複」，就是強調早晨學完後，一定要在申時好好複習，以強化記憶。

當然，還要強調一點，就是午時最好能睡午覺，到了申時才會保證充足的精力去應付工作和學習。中醫強調順時養生，如果破壞了這一規則，效果自然大打折扣。

03膀胱經，治頭痛的要穴

觀察膀胱經的循經路線，就能理解為何頭痛屬於膀胱經不通的病症。那麼，後腦勺痛又該如何舒緩呢？

膀胱經上的天柱穴，是治頭痛的要穴，位於後髮際正中直上〇．五寸，旁開一．三寸，斜方肌外緣凹陷處。主治頭痛、項強（即頸部僵硬）、鼻塞、癲狂癇（按：即癲癇。此為中醫名稱，狂指躁狂或精神失常）、肩背痛，以及中暑等。

天柱穴是位於血管和神經通路關卡的穴位，可有效消除後腦勺痛、肩膀痛、身體疲勞等症狀。

除了治療頭痛，天柱穴還有另一個作用——明目。

《黃帝內經．靈樞．口問》說：「悲哀愁憂則心動，心動則五藏六腑皆搖，搖則宗脈感，宗脈感則液道開，液道開，故泣涕出焉。液者，所以灌精濡空竅者也，故上液之道開則泣，泣不止則液竭；液竭則精不灌，精不灌則目無所見矣，故命曰奪精。補天柱經俠頸。」

五藏六腑皆搖，乃五臟六腑皆失其常；宗脈感，乃全身諸脈皆有感應；目無所見，乃視力下降，甚或失明。換言之，如果因悲哀過度導致視力下降或一時失明，要「補天柱經俠頸」。俠頸，是說天柱穴的位置在頸部兩旁。補天柱，即是在天柱穴施用補法。

針、灸、按摩僅是形式不同而已，冬季可用艾條懸灸，最簡便的方法是按摩。如果因悲傷過度致視力下降者，按摩時醫者一手置其前額處固定頭部，另一手拇指和中指點揉輕拿天柱穴，力量宜柔和滲透，以患者感到穴位處溫暖為宜。

也可以自己按摩。將兩手搓熱後，十指交叉置於腦後，使兩手掌心扣於天柱穴區，坐或仰臥皆可，閉目內視天柱穴和勞宮穴（按：勞宮穴屬手厥陰心包經，位於掌心，詳見第十一章），待天柱穴溫暖發熱，靜候片刻。鍛鍊有素的人，掌心的勞宮穴

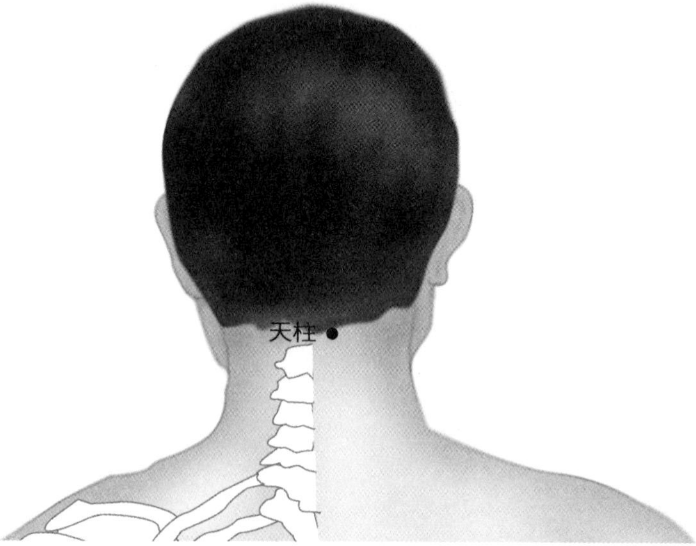

▲ 天柱穴可治療後腦勺痛，也可明目。

溫度可以達到很高，「掌心灸」天柱穴的效果更好。

如果沒有傷心事，只是因為平時久坐電腦桌前，用眼過度，導致兩目乾澀、視線模糊時，也可以用此法休息片刻。同時配合腳趾運動，可以快速恢復視覺疲勞，配合閉目轉睛，就是一個偷懶的「眼睛保健操」。

注意，此法雖然有效，但只是權宜之計，不可以因為有妙法在手，就放任自己勞心傷神，用眼無度。要時刻記著，「不妄作勞」才是養生的原則。

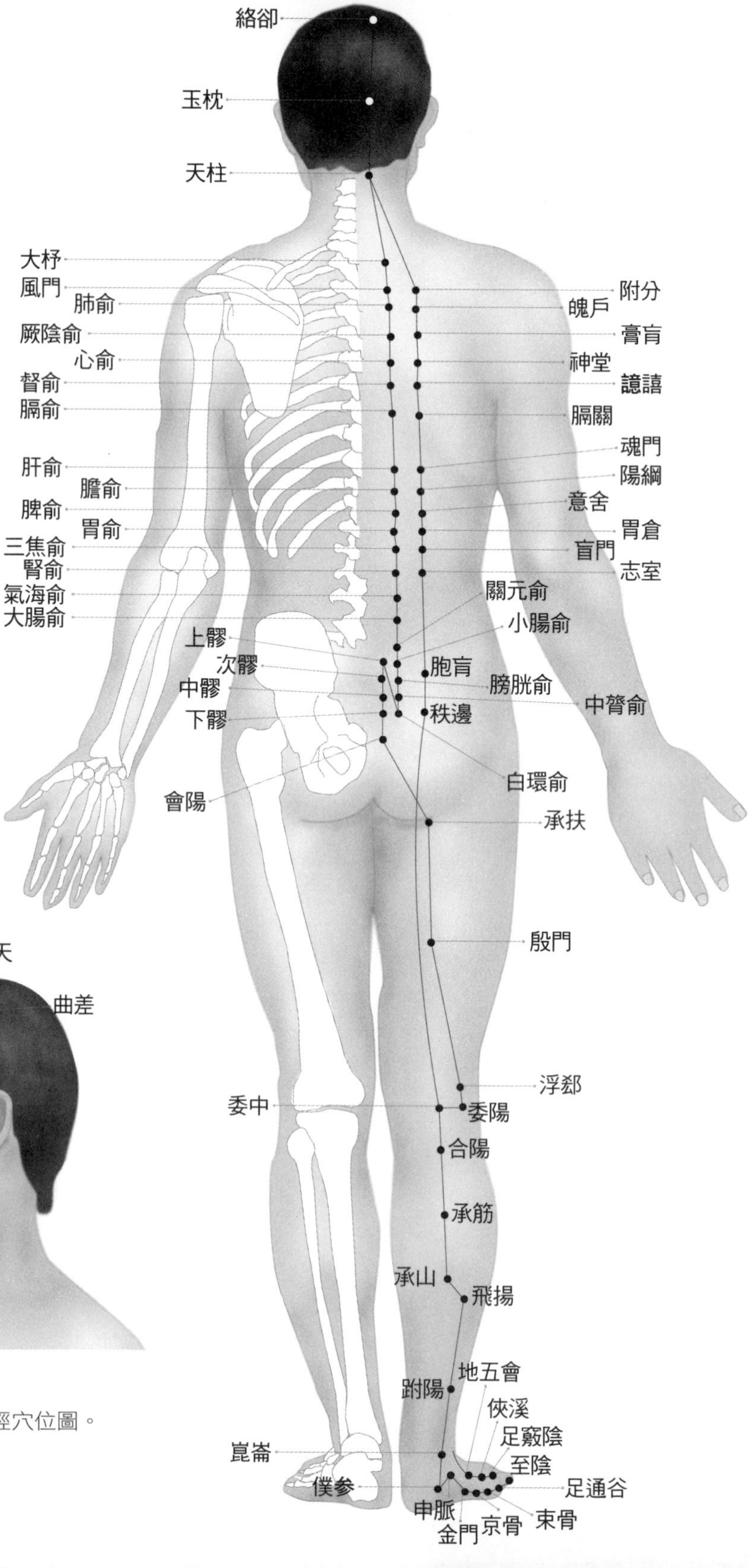
絡卻
玉枕
天柱
大杼
風門
肺俞
厥陰俞
心俞
督俞
膈俞
肝俞
膽俞
脾俞
胃俞
三焦俞
腎俞
氣海俞
大腸俞
上髎
次髎
中髎
下髎
會陽
附分
魄戶
膏肓
神堂
譩譆
膈關
魂門
陽綱
意舍
胃倉
肓門
志室
關元俞
小腸俞
胞肓
膀胱俞
中膂俞
秩邊
白環俞
承扶
殷門
浮郄
委中
委陽
合陽
承筋
承山
飛揚
地五會
跗陽
俠溪
足竅陰
崑崙
至陰
僕參
足通谷
申脈
金門
京骨
束骨

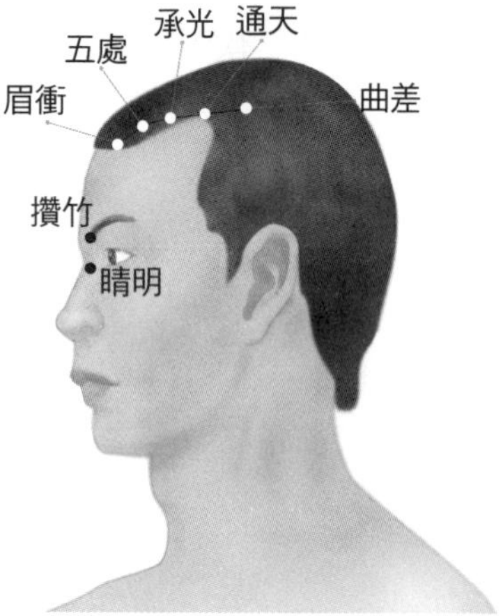
五處
承光
通天
眉衝
曲差
攢竹
睛明

▲ 足太陽膀胱經穴位圖。

黃帝內經養生錄

問：我的孩子已經六歲了，最近不知道為什麼突然開始尿床，自己也不清楚什麼時候尿的，怎麼辦？

答：不僅小孩子會遺尿，有的大人也會，這是膀胱經出現了問題。點按中極穴（膀胱的募穴），微微用力按壓五分鐘左右，然後按揉膀胱經上的膀胱俞（第二骶椎棘突下，旁開一．五寸）（按：骶音同底，骶骨位於骨盆腔後上方），每天兩次即可，按壓時以本人感覺有痠脹感為宜。

如果膀胱俞定位不準，可以在脊椎兩側，孩子的兩指寬處點按揉壓，從後頸部一直點揉到尾骨，感覺痠痛的地方揉的時間長一些。最後以脊柱兩側的痛點消失為準。不只孩子，大人也可如此調理。這裡只能說個大概，因為沒有見到患者，舌脈未參，有時間還是到醫院請中醫當面診查一下為好。

問：出汗有助於皮膚美容，那運動時要注意什麼？

答：流汗的確可以改善膚質，但記得一定要帶著乾淨的皮膚去運動，不要化妝。運動是為了健身，而不是去選美。如果化了妝，不僅看起來與運動環境不相宜，而且流汗後會變成大花臉。更重要的是，化妝品經過汗液的刺激或陽光的照射，會刺激肌膚引起不良反應。如果運動持續時間過久，那臉部汗垢則更容易損傷皮膚。

第十章

一切生命活動的泉源

腎的生理功能，與自然界冬季的陰陽變化相通應，冬季天寒地凍，萬物蟄伏，有利於腎的封藏。因此，養腎要著眼於「藏」。酉時如何養生？腎經是人體協調陰陽能量的經脈，也是維持體內水液平衡的主要經絡，由於酉時是工作完畢需要稍作休息之時，不宜過勞。

酉時（十七點到十九點）

01 腎經決定你的壽命長短

中醫上所說的腎，不是西醫單純所說的腎臟，其涵蓋腎臟、輸尿管等泌尿系統和生殖系統，是人體生命的根本，關係到其他臟腑，非常重要。腎臟是五臟中最後衰老的器官。

腎的府第位於腰部，左右各一個，故有「腰者腎之府」之說。腎主藏精，有「先天之本」之稱，主生長、發育、生殖，為全身陰陽之根本。此外，腎主水液，主納氣。如果人的腎氣虧損，表現為腰膝痠軟，易生疾病、易衰老。

藏精是腎最重要的功能。那「精」是什麼？是精華，是人體最重要的物質基礎。《黃帝內經．素問．六節藏象論》說：「腎者，主蟄封藏之本，精之處也。」

腎所藏之精有先天之精和後天之精。先天之精，來自於父母，是與生俱來的；後天之精，來源於水穀精微，由脾胃化生，轉輸五臟六腑，成為臟腑之精。先天之精有賴於後天之精的滋養。

腎所藏之精可化生為腎氣，腎氣的充盈與否與人體的生、長、壯、老、死的生命過程密切相關。腎氣屬於元氣的一種。

氣包括很多種，如元氣、宗氣、衛氣。其中元氣，又稱原氣、真氣，是人體中最基本、最根本的氣。

元氣充沛的人，臟腑組織功能健旺，身體則強壯少病；反之，如元氣衰弱疲憊就會生病、衰老。人們常說，大傷元氣，傷了元氣的人就有生命危險了。平時所說的肝氣、脾氣、心氣也屬於元氣。

元氣包括元陰和元陽。元陰與元陽之間的相互作用使得人體生長發育、繁衍生息，因此，這兩種物質是密不可分的。那麼它們藏在哪裡呢？那就是腎。

由於腎所藏的元陰與元陽是生命的原物質，是一切生命活動的源泉所在，所以我們把腎稱為「先天之本」。

隨著年齡的增長，元陰和元陽會在生命活動過程中逐漸消耗，從而導致人體逐漸走向衰老和死亡。

《黃帝內經．素問．上古天真論》中說：「女子七歲，腎氣盛，齒更髮長；二七而天癸至，任脈通，太衝脈盛，月事以時下，故有子……七七，任脈虛，太衝脈衰少，天癸竭，地道不通，故形壞而無子也。丈夫八歲，腎氣實，髮長齒更；二八，腎氣盛，天癸至，精氣溢瀉，陰陽和，故能有子……五八，腎氣衰，髮墮齒槁。」

其意是說，人在七、八歲時，由於腎氣的逐漸充盛，所以有「齒更髮長」的變化；發育到青春期，腎氣充盛，產生了一種能促進人體性功能發育成熟的物質「天癸」，於是男子就能產生精子，女子開始排卵，出現月經，性機能也逐漸成熟並有生殖能力。

到中年時，腎氣漸衰，性機能和生殖能力隨之逐漸減退而消失。當人們年紀增大、體質減弱、多病時，人體精氣也就自然不足了，此時陰陽失衡，可出現腎虛。

可見，腎氣衰弱，老之將至；腎氣衰竭，死之將至。壽命之短長，取決於先天腎氣之多寡與後天腎精、腎水之養護。

02補腎的安全藥方，就是解決飽暖問題

現代人動不動就說自己腎虛，不管是出於調侃還是真有問題，腎虛無疑已經成為現代流行語了。但到底什麼是腎虛？從中醫角度來看，只要是腎的精、氣、陰、陽虛衰不足，就可稱為腎虛。腎虛可分為四種：腎氣虛、腎陽虛、腎陰虛和腎精不足。

氣虛多表現在功能上，腎氣不足可再細分為腎氣不固和腎不納氣。腰為腎之府，如果腰膝痠軟，要從腎臟角度調理，若還有其他症狀，如聽力減弱、小便顏色清澈但頻繁且排不乾淨、尿失禁或遺尿、男性滑精早洩、女性胎動易滑等，這些屬於腎氣不固。

若其他症狀為呼吸短促（呼氣多、吸氣少）、運動或活動時呼吸急促加重、出汗多易疲憊、聲音低怯、舌淡苔白、脈沉弱，則為腎不納氣。

如果腎氣虛較甚，全身機能低下且伴有寒象，則屬於腎陽虛。此時常見的症狀有腰膝痠軟疼痛、畏寒肢冷，尤其是下肢、頭暈目眩、精神疲憊、面色蒼白或黧黑（形容顏色黑中帶黃）、舌淡胖苔白，脈沉弱。也可能伴隨其他表現，比如男子陽痿，女子宮寒不孕；或大便久泄不止，完穀不化，五更泄瀉；或浮腫，腰以下較甚，按之凹陷不起，甚則腹部脹滿，全身腫脹，心悸咳喘等。

腎藏精，腎精不足者常見小兒發育遲緩，身材矮小，智力、動作遲鈍，囟門（按：嬰幼兒頭骨尚未完全癒合的縫隙）遲閉，骨骼痿軟。成人則見男子精少不育，女子閉經不孕，性機能減退，早衰，髮脫齒搖，耳鳴耳聾，健忘恍惚，動作遲緩，足痿無力等。

腎病主要症狀和陰虛內熱症狀共見，則屬於腎陰虛。比如，腰膝痠軟，眩暈耳鳴，男子陽強易舉、遺精，婦女經少經閉或經血過多，形體消瘦（瘦人多陰虛、胖人多陽虛），潮熱盜汗，五心（按：指兩手心、足心及心胸）煩熱，咽喉乾燥、顴骨泛紅，尿液顏色偏黃、糞便乾燥，舌頭顏色偏紅、少津液、脈搏細而快。

隨著年齡的增長會出現腎虛。可為什麼現在很多年輕人也經常喊著腎虛？主要是因為現代不良的生活方式。

腎虛要補，並根據自己的類型對症下藥，才不至於出現不良現象。要根據人體的整體來考慮。五臟五行相應，肝臟屬木、心臟屬火、脾臟屬土、肺臟屬金、腎臟屬水，五臟相鄰相生、相隔相克，彼此維持動態平衡，人才能無病。如何補腎才穩妥呢？請醫生辨證用藥調治，過猶不及。

更安全一點的方法，就是先減少精氣消耗。精氣的消耗通常有上下兩個管道，道家稱為上漏和下漏，根據精可化氣、氣可化神的理論，勞神過度，加上發憤忘食、樂而忘憂的工作習慣，久之會損傷腎精。

下漏是指失精。酒醉後行房事會過度消耗精氣，指的就是下漏。減少精氣的耗損是養腎的第一法則。所謂精氣不耗者，可得天元之壽。

進補時如果不直接補其本臟，採用虛則補其母的方法通常是很安全的。腎屬水，其母臟為肺金。補肺以補腎即金水相生法，補肺用健脾的方法屬於培土生金法。脾為後天之本，腎為先天之本，以後天補養先天，這才是最安全的方法。常說飽暖思淫慾，所以「補腎」的安全「藥方」，就是解決「飽暖」問題，而不是什麼神丹妙藥。

03 變笨——其實是腎出了問題

很多人事情做不好時，常常會說「都是因為我很笨，所以做不好」。為什麼？一個人天生就笨嗎？

《黃帝內經．素問．靈蘭祕典論》中說：「腎者，作強之官，伎巧出焉。」意思是說，腎臟能藏精，精能生骨髓而滋養骨骼，所以腎臟有保持人體精力充沛、強壯矯健的功能。

由於其作用強大而有力，所以說它有「作強」的職能。同時，**智力與技巧從腎臟產生**，只有精氣充足，才能有較高的智力和技巧。

技巧從淺層講，就是技藝、工巧。人的智力和技巧是從腎臟產生，也就是說，並不是天生就笨，如果經常事情做不好，很可能是腎出了問題。因此，常常感覺自己笨的人，平時要多注意補腎。

技巧從深層講，就是人的生殖繁衍能力，是人的造化功能。為什麼？腎主二陰。從這層含義可以很清楚的將腎與外陰及生殖器聯繫起來。既然腎為作強之官，那自然與生殖有關。

唐代王冰註釋道：「造化形容，故云伎巧。」

說到笨，難免讓人想到**失智症患者**，**其實這也與腎有關**。現代醫學說明，失智症是以記憶、行為和人格障礙為主要臨床特徵的神經精神疾病，通常好發於六十五歲以上長者。中醫認為，失智症與「腎虛」有密切關係。

《黃帝內經．素問．陰陽應象大論》中說：「腎生骨髓。」腎藏精，精生髓。髓分為骨髓、脊髓、腦髓，都是由腎精化生而來。腎精的盛衰，不僅會影響骨骼的發育，而且也會影響脊髓及腦髓的充盈。脊髓上通於腦，腦由髓聚而成。

《黃帝內經．素問．五藏生成》：「諸髓者皆屬於腦。」腦是人體內的元陽（神）之府，是人體精髓和神明高度凝聚的地方，人的視、聽、嗅、感覺及思維記憶等功能都源於腦。而且這些功能又都在腦髓的充實下才能發揮，而髓海的充實又依賴於腎氣的溫煦、充養。如果腎精不足，髓海空虛，腦失所養，就會出現「腦轉耳鳴，脛痠眩冒，目無所見，懈怠安臥」。《醫方集解》說：「腎精不足，則志氣衰，不能上通於心，故迷惑善忘也。」

由此可見，腎精虧虛是導致失智症的根本原因。那為什麼人在年輕時耳聰目明、體健神清呢？因為那時腎氣充足。

古代養生家很注重以「吞唾」來養腎精，把舌下分泌的唾液稱為「金津玉液」，吞嚥並以意送入小腹，稱為「玉液還丹」。**老年人平時多吞唾也有助於預防失智症**。每天早上起床後就要吞唾，即用舌輕抵上顎十分鐘後將口中唾液吞下。注意，不可先刷牙、吃飯，等吞唾後再做別的事。

總體看來，失智症多是因為腎精不足、腦海空虛、神明無主而致，平時應以補氣益血、補腎健腦為主，還要保持腎水充盈，腎主藏精，不要縱慾、熬夜，不妄作勞，這才是保健養生的正確方法。

04 要做大事先保腎精

《黃帝內經・素問・宣明五氣》中指出「腎藏志」。也就是說，腎臟主管並蘊藏人的「志」這種精神活動。如果腎臟功能平衡，腎氣疏通正常，那麼人的行為意志力就會變得堅定；反之，如果腎臟功能不平衡，腎氣就會紊亂，這時意志力就會缺乏。

志是什麼？在《黃帝內經・靈樞・本神》中有岐伯關於志的講解：「天之在我者德也，地之在我者氣也。德流氣薄而生者也。故生之來謂之精；兩精相搏謂之神；隨神往來者謂之魂；並精而出入者謂之魄；所以任物者謂之心；心有所憶謂之意；意之所存謂之志；因志而存變謂之思；因思而遠慕謂之慮；因慮而處物謂之智。」

小時候，每個人都有自己的理想，可是為什麼最後有的人理想成真，而有的人理想卻破滅了呢？這是因為很多人的意願在中途發生改變，意願的堅定不移才是志向。

孔子曾言：「三軍可奪帥也，匹夫不可奪志也。」這是因為，軍隊雖然人多勢眾，但如果人心不齊，其主帥仍可能被人抓去，而主帥一旦被人抓去，整個軍隊失去了領導人，就會全面崩潰；匹夫雖然只有一個人，但只要他有氣節，志向堅定，那就任誰也沒有辦法使他改變。這也是儒家修身的基本內容之一。

腎在志為恐，腎氣不足則恐，腎氣足則有志。《黃帝內經・素問・陰陽應象大論》說：「在藏為腎……在志為恐。」恐是一種恐懼、害怕的情志活動。

驚與恐相似，但驚為不自知，事出突然而受驚嚇，而恐是自己心裡知道的。驚與恐，對機體的生理活動是一種不良的刺激。驚恐雖然屬腎，但與心主神志相關。心藏神，神傷則心怯而恐。

《黃帝內經・素問・舉痛論》說：「恐則氣下，驚則氣亂。」這說明驚恐的刺激，對機體氣機的運行會產生不良影響。「恐則氣下」，是指人在恐懼狀態中，上焦氣機閉塞不暢，可使氣迫於下焦，則下焦脹滿，甚則遺尿。這就是為什麼很多人受到驚嚇會尿褲子。

「驚則氣亂」，則是指機體正常的生理活動可因驚慌而產生一時性的擾亂，出現心神不定、手足無措等現象。故《黃帝內經・素問・舉痛論》說：「驚則心無所倚，神無所歸，慮無所定，故氣亂矣。」

有人說，醫者只管治病，至於命，那不是醫生所掌握的。而我認為，醫者不僅要治病，還要治命。常言道：上醫治國，中醫治人，下醫治病，庸醫致禍。因此，在行醫過程中面對患者時，要找出問題癥結，疏通十二經絡，協調臟腑關係，使其「主明下安」。

05 常按腎經，健康一生

如果想健康一生，就關注腎經吧！腎經是人體的重要經脈。如果腎經異常，則會飢餓卻不想進食，面色黯黑如漆炭，咳嗽痰唾帶血，喘息氣急，兩眼昏花，視物模糊不清，心如懸空而不安，猶如飢餓狀；腎氣虛則易生恐懼，心怦怦跳動，這叫「骨厥」。

本經穴主治腎所生病症，如口熱、舌乾燥、咽部發腫、氣上逆、咽喉發乾而痛、心內煩擾且痛、黃疸、腹瀉和脊柱、大腿內側後緣痛，以及足痿弱不收、喜躺、足心發熱而痛。

該怎麼辦？經常按摩腎經穴位是最理想的選擇。

常按太溪穴，能提高腎功能

太溪穴是足少陰腎經的輸穴，也是原穴，古人又稱太溪穴為「回陽九穴之一」（作者按：「回陽九穴」是治療陽氣脫絕的九個穴位，指啞門穴、勞宮穴、三陰交穴、湧泉穴、太溪穴、中脘穴、環跳穴、足三里穴、合谷穴）（見第二〇一頁到第二〇三頁圖）。

《會元針灸學》云：「太溪者，山之谷通於溪，溪通於川。腎藏志而喜靜，出太深之溪，以養其大志，故名太溪。」經常按摩此穴，具有養大志、提高腎功能的作用。

自己按摩取穴時，可採用正坐位，將一條腿的小腿放在另一條腿的大腿上，即「數字四」字狀，太溪穴則位於足內踝與跟腱之間的凹陷處。按摩時，用對側手的拇指按揉，也可以使用拳頭突起的關節按摩，注意力量要柔和，以感覺痠脹為宜。

湧泉穴，讓你好入眠

睡眠是養生第一良方。如果睡前用溫水泡腳，再按摩足部湧泉穴十分鐘，效果最佳，這樣可以促進心腎相交，陰陽合抱，以促進睡眠。

湧，外湧而出也；泉，泉水也。其意指體內腎經經水由此外湧而出體表。本穴為腎經經脈的第一要穴。因此，經常按摩湧泉穴不僅有助於睡

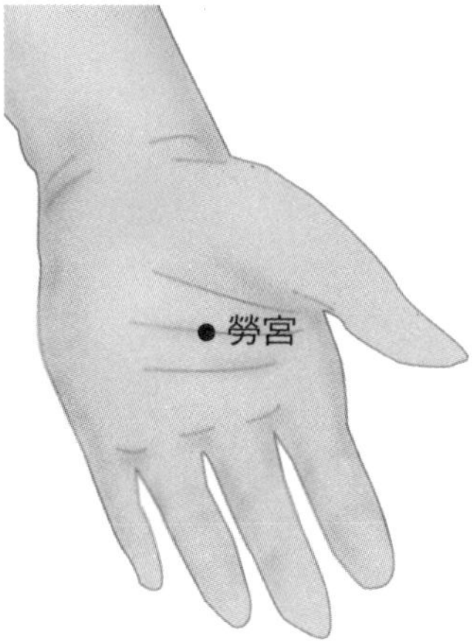

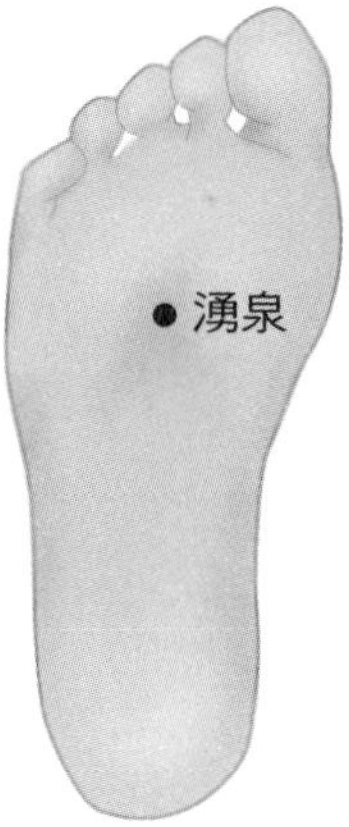

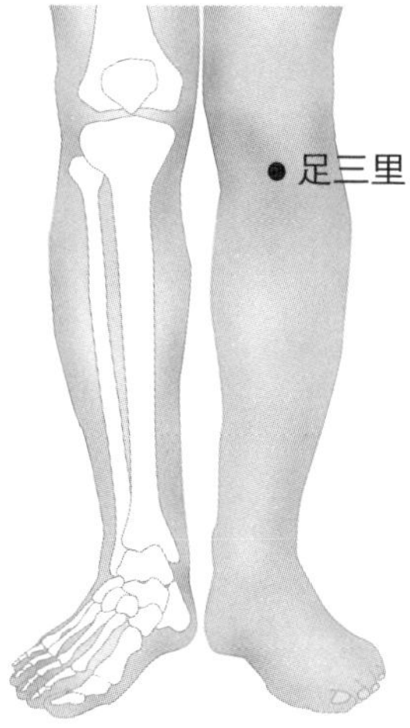

眠，還可補腎健腦、增強智力，而且它也是長壽要穴。

自己取穴時，可採用正坐位，屈腿並盤到另一條腿的大腿上，湧泉穴位於足底部，在足前部凹陷處，第二、第三趾趾縫紋頭端與足跟連線的前三分之一處。其按摩方法有兩種。

其一，揉湧泉，用拇指端或中指端在穴位上點按、旋揉，每次揉三十次至五十次。

其二，推湧泉，用對側拇指腹自小腳趾根部經湧泉穴斜向然谷穴推揉，或者用同側手拇指自小腳趾根部經湧泉穴向然谷穴抹按，另一手大拇指可以助力抹按。推或抹的方向均順著腎經的走向操作。順經為補，逆向為瀉。每次推一百次至五百次。

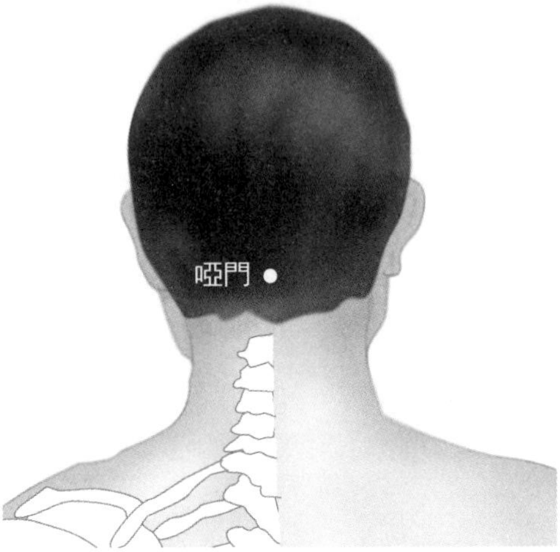

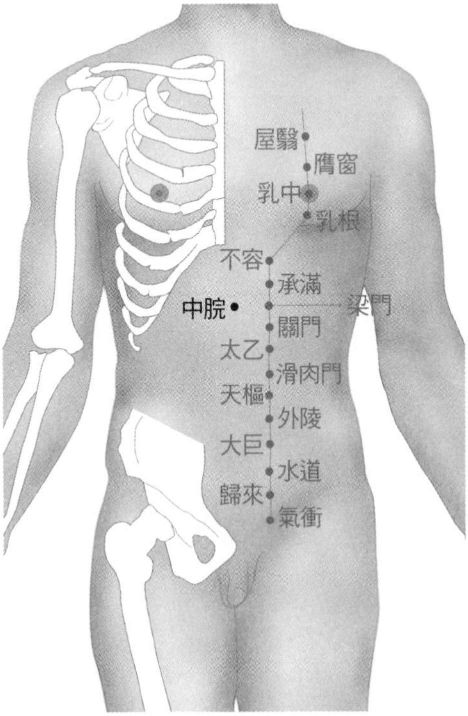

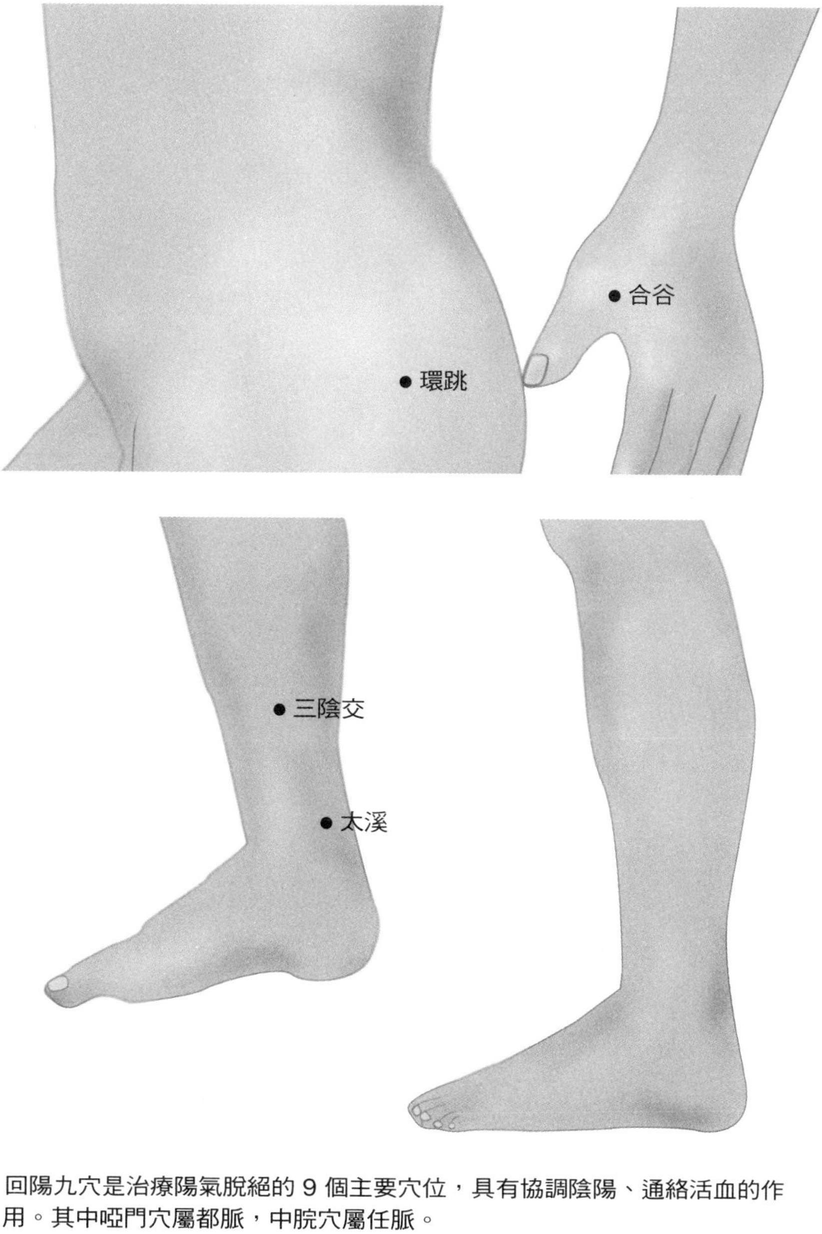

▲ 回陽九穴是治療陽氣脫絕的 9 個主要穴位，具有協調陰陽、通絡活血的作用。其中啞門穴屬都脈，中脘穴屬任脈。

06 冬季如何養腎

在五臟中，腎屬陰中之陰，冬季天氣寒冷，陰氣最盛，因此腎與冬氣相通應，此時寒邪最易侵襲的就是腎，所以冬天要注意好好養護。那麼，冬季如何養腎呢？

《黃帝內經．素問．四氣調神大論》指出：「冬三月，此謂閉藏，水冰地坼，無擾乎陽，早臥晚起，必待日光，使志若伏若匿，若有私意，若已有得，去寒就溫，無泄皮膚使氣亟奪，此冬氣之應養藏之道也。逆之則傷腎，春為痿厥，奉生者少。」

冬季是萬物生命潛藏的季節，自然界陽氣深藏而陰寒之氣較盛，表現為風寒凜冽，水結冰，地凍裂的景象。為了適應環境，人們此時要減少活動，不要擾動體內的陽氣，要做到早臥晚起，早臥就是儘量收藏陽氣，晚起是為了避免無謂的消耗。必待日光，是指一定要等到天大亮才起來，喜歡早上運動的老年人尤其要注意。

除此之外，還要使自己的思想、情緒平靜，像有所收穫而不肯洩露機密那樣，保持平靜、不露聲色，這就要求我們在冬季要保持含而不露。

儘管在冬季要做到「神藏」，不要使情志過激，但仍要保持愉快、樂觀的心態，不因嚴冬之時枯木衰草、萬物凋零而鬱鬱寡歡。

接著，若有私意，指有什麼話、什麼打算，也不要隨便告訴別人，藏在心裡就可以了。若已有得，指有很多東西，似乎已經得到，不要再去追究，不要去外面尋求，悄然安住則有利於身心健康。

去寒就溫，指人們在冬季要避免受寒，注意保暖。現在很多年輕女性，冬天還穿裙子，其實這種「美麗凍人」的做法對健康最不利。到了冬季，我們要保持室內溫暖，穿衣打扮也應以溫暖舒適為主。

無泄皮膚，指到了冬季就不要過分開泄自己的皮膚，這個時候要少洗澡；在日常活動中也要做到少出汗，以免損傷陽氣，影響體內陰陽平衡。如果違反了這個法則，就會傷害腎，到了春天，還會發生痿和厥。

痿就是全身無力，春睏則特別明顯；厥不是昏厥，而是陽氣不能輸布四肢而出現手腳冰涼的厥冷。為什麼？因為冬「藏」是春「生」的基礎，如果冬天沒有好好養「藏」，則春天陽氣應生而不能生，則會生病。

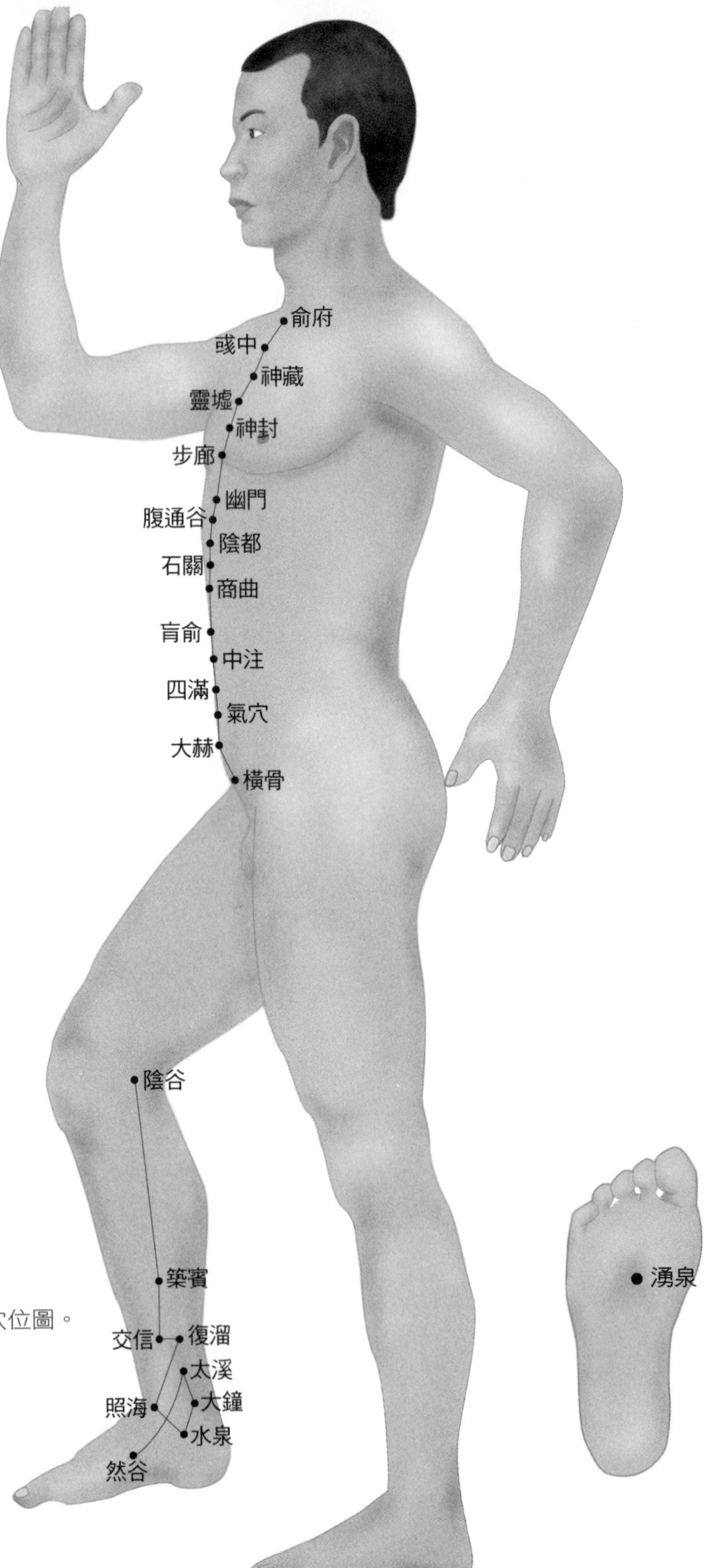
俞府
彧中
神藏
靈墟
神封
步廊
幽門
腹通谷
陰都
石關
商曲
肓俞
中注
四滿
氣穴
大赫
橫骨
陰谷
築賓
交信
復溜
太溪
照海
大鐘
水泉
然谷
湧泉

▶ 足少陰腎經穴位圖。

黃帝內經養生錄

問：膀胱咳是什麼？

答：《黃帝內經．素問．咳論》中說：「腎咳之狀，咳則腰背相引而痛……腎咳不已，則膀胱受之，膀胱咳狀，咳而遺溺。」病情較輕者，不咳嗽時小便尚能控制，咳嗽加重可出現小便失禁。

中醫認為，膀胱的主要功能是儲尿、排尿，與腎的氣化作用有關。膀胱儲尿時要依靠腎氣的固攝能力，排尿也要依靠其控制能力，這是腎司膀胱開合的作用。開則使尿液順利排出體外；合則使水津保留於體內，可維持體內水液的相對恒定。一旦腎氣虛弱，膀胱開合失調，就會導致膀胱咳。

問：有沒有簡單的按摩方法以預防失智症？

答：每日溫暖關元穴。關元穴是三陰脈、任脈之會，位於人體下腹部前正中線上，從肚臍到恥骨上方畫一線，將此線分五等分，肚臍往下五分之三處，即是此穴。

兩手掌搓熱，然後相疊扣於關元穴，閉目反觀，配合赤龍攪海、鼓漱、吞津，具有益腎健腦、預防失智症的作用。如果兩手溫度不夠，可以採用艾灸關元穴的方法。

問：除了按摩以外，還有什麼鍛鍊湧泉穴的方法？

答：以五個腳趾抓地，使湧泉穴收緊堅持五秒後再放鬆腳趾，稍緩一會兒再重複抓地動作。這個方法不僅可鍛鍊湧泉穴，還有效鍛鍊了足三陽經，及脾經、肝經。

對於冬季腳涼的人，經常使用此法，可以不必再為腳涼煩惱；久坐電腦桌前的辦公一族，邊工作邊使用此法，透過腳趾的運動牽動小腿肌肉的運動，可促進靜脈血回流，起到預防下肢靜脈血栓形成的作用。

第十一章 心包經，喜怒哀樂的出處

心臟病，最先表現在心包上，心包經之病叫「心中憺憺大動」，患者會感到心慌。心臟不好的人，最好在戌時循按心包經。此刻，還要替自己創造安然入眠的條件：睡前不要進行劇烈運動，否則容易失眠；晚餐不要過於油膩，否則易生亢熱導致胸中煩悶、噁心。

戌時（十九點到二十一點）

01晚上七點到九點，保持快樂情緒

《黃帝內經．素問．靈蘭祕典論》中說：「膻中者，臣使之官，喜樂出焉。」所謂「膻中」就是心包，它包裹並護衛著心臟，好像君主的「內臣」，能夠傳達君主的旨意。所以它能代心行事，故又稱為「心主」，心臟產生的喜樂情緒便是從這裡發出來的。

膻中位於兩乳之間的正中位置，是宗氣彙聚的地方。宗氣是什麼？它是聚積在人體胸中的氣，又稱大氣，主要由水穀精微和自然界的清氣化生。經脾胃消化吸收的水穀精微，上輸於肺，並與肺吸入的自然界清氣相結合即成為宗氣。宗氣形成後，聚集在胸中氣海處，並貫注於心肺之脈，故膻中又有「上氣海」之稱。

人體的宗氣可以推動肺的呼吸。凡言語、聲音、呼吸的強弱及嗅覺的靈敏度，都與宗氣有關。宗氣還有協助心氣推動心脈搏動、調節心律的作用。如果宗氣不足，就會出現氣短、喘促、呼吸急促、氣息微弱、肢體活動不便、心臟搏動無力或節律失常等問題。

膻中因其部位接近於心肺，又是人體宗氣的發源地，能助心肺輸傳氣血，協調陰陽，使精神愉快，因此稱它為「臣使之官」。

心包可以保護心臟，使其不受外邪侵入；如有外邪侵入，心包則首當其衝掩護心臟。因此，心包的另一個重要功能就是代心受邪。如果把心臟比喻成一個重要人物，心包就是保護它的保鑣。如果有敵人進行刺殺活動，那第一個為心擋子彈的就是心包。

心包代心行事，代心受邪。因此，心臟病最先表現在心包上，心包經之病叫「心中憺憺大動」，患病者感覺心慌。

有時心包受風邪、溼邪干擾，但並不會馬上出現問題。比如，風溼熱侵入心包，常會蟄伏二十年之久，才發為風溼性心臟病；寒邪侵入心包，則會阻塞血路，成為心絞痛；水溼之邪入侵，則會成為心包積水。

如何照顧好我們的「心主」呢？在每天的戌時，也就是晚上七點至九點，是心包經最旺的時候，可以清除心臟周圍外邪，使心臟保持良好的狀態。這個時辰頭腦比較清醒，記憶力也很好，更重要的是這個時間是「喜樂出焉」的時間。

我們可以在下班後，與朋友或家人一起聊聊天，以舒暢自己的心情。此刻還要給自己創造安然入眠的條件；不要進行劇烈運動，以散步最好，否則容易失眠；晚餐不要過於肥膩，否則易生亢熱而致胸中煩悶、噁心。

02用力的，為自己、為別人鼓掌

心包經是健康之源，經常敲心包經對防病養生有很大功效。心包經起於胸中心包絡，往下過橫膈膜以聯絡三焦。支脈橫過胸部，入腋下三寸處，再往上行進入腋窩，然後從手臂內側往下，入手肘中，沿兩筋之間到手掌，直達中指指尖（中衝穴）（見第二一六頁圖）。

心包經可代心行事，其功能及病理變化與心基本一致，其脈多血少氣。如果此經經氣發生異常變化，則會出現手心熱、臂肘攣急、胸肋支滿、心慌、面紅、笑個不停、心煩、心痛等症狀。

心包能讓人高興，心情鬱悶時，可以試著鼓掌，就是兩手相互對擊，啪啪作響。手掌中央有心包經通過，大陵穴位於手腕內側橫紋中央，勞宮穴位於握拳時中指尖點按位置，中指尖是心包經井穴中衝穴。小指側有心經通過，大魚際還有肺經的魚際穴，兩大拇指橈側還有肺經井穴少商穴（見下頁圖）。

所以鼓掌可以振奮心包經、肺經、心經。不要吝惜你的掌聲，透過給予他人讚許和鼓勵，也給自己一點歡樂和健康。

如果在參加考試、面試或是其他重要場合出現緊張、心跳過速等狀況時，握拳振臂為自己加油鼓勵，就可以緩解緊張情緒。

握拳時中指尖的中衝穴正好點按在勞宮穴上，從中醫經絡理論來看，這看似平常的動作充分刺激了心包經的相關腧穴，激發了心包經的能量，使人心情舒暢、堅定信心。指壓中衝穴也可以用於心絞痛的應急治療。此外，持續刺激指尖五分鐘，便可以明顯改善失眠情況，但掐中衝穴比較痛。

我的經驗是，心絞痛患者服用硝酸甘油後痛勢稍緩，但胸部仍感覺悶痛不暢時，用豪針針刺心包經郄穴郄門穴（位於小臂內側正中腕橫紋上五寸，腕橫紋到肘橫紋是十二寸，所以可以取兩處橫紋連線的中點，再向手腕方向平移一指的距離，在此附近尋找壓痛點，即為郄門穴），常可以針到痛消，且針刺時患者僅感痠脹，

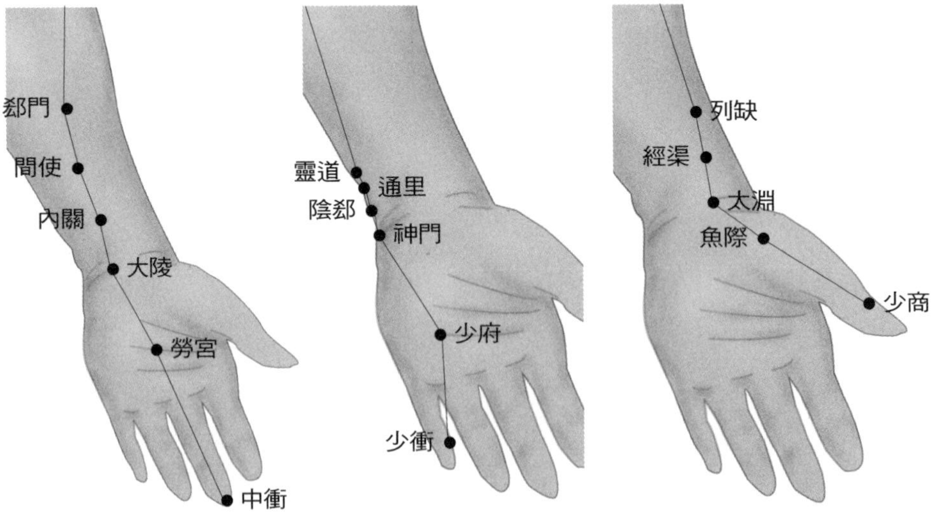

▲ 心包經（左）、心經（中）、肺經（右）皆會經過手掌，有許多穴位，因此鼓掌可以振奮經絡。

沒有用指點按穴位時的疼痛不適。

郄門穴可以用作平時的自我檢查，如果發現壓痛，而這一段時間自己比較累，就可以在勞宮穴壓痛處輕揉，也可以用麝香壯骨膏貼敷在郄門穴上，可配合拇指點按中衝穴，以保持心情舒暢，遇事不怒，可有效預防心絞痛的發生。

內關穴是心包經絡穴，它自古就是中醫用來治療心臟疾病的核心要穴。幾乎所有與心臟異常有關的症狀均可使用此穴，如風溼性心臟病、心肌炎、冠心病心絞痛、心律不整等，都可透過按摩以改善症狀。

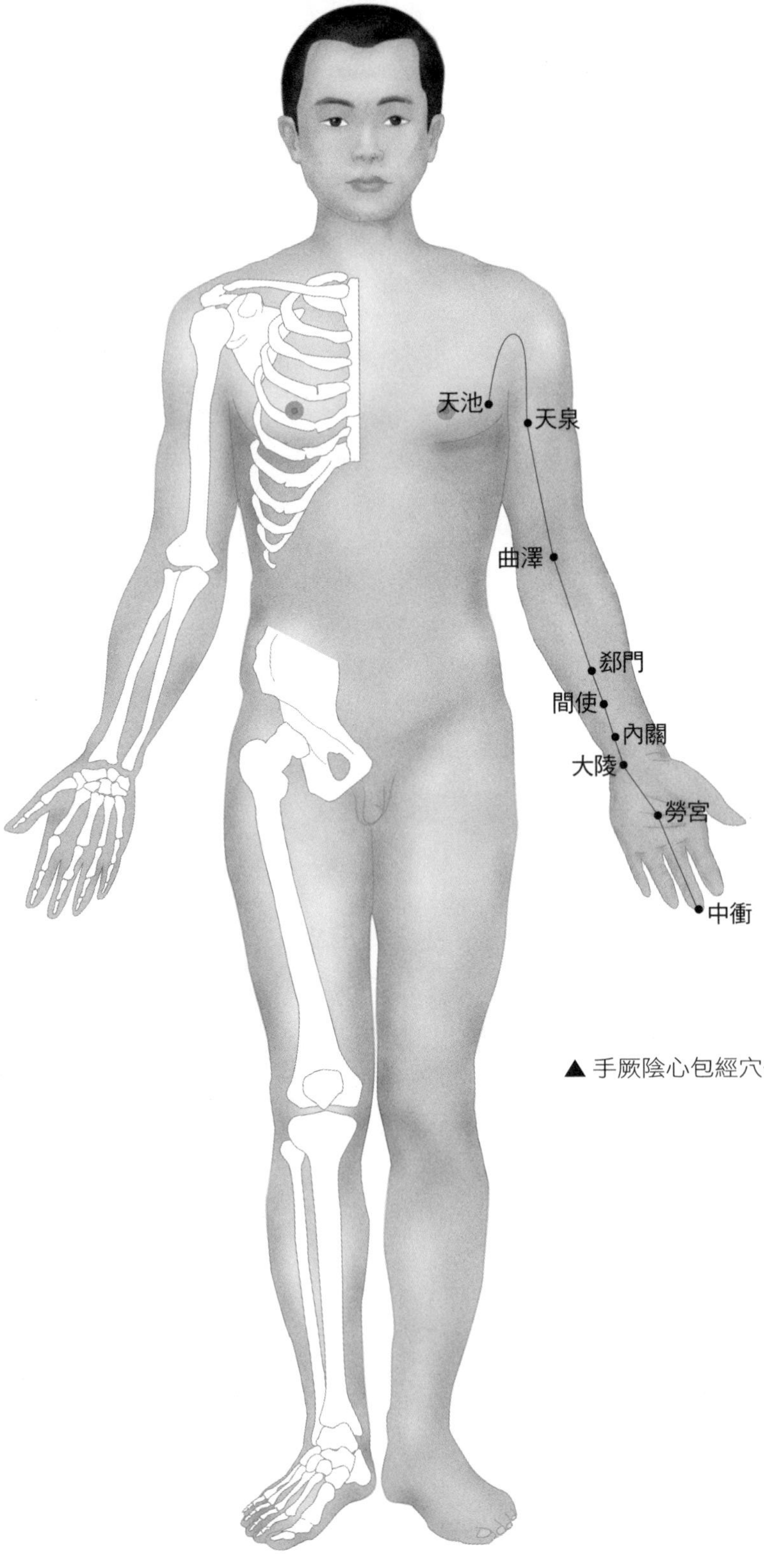

▲ 手厥陰心包經穴位圖。

問：如何簡單調節心包經？

答：以下推薦大家一種簡單又實用的方法。

心包經的井穴（即中衝穴），位於中指尖端的中央，用拇指對接中衝穴如掐訣狀即可。身體姿勢隨意，可坐或臥，如果想加意念，可以選擇存神意守的膻中穴區（作者按：注意，要僅想皮下某一點，可以想胸中，要「虛其心、實其腹、弱其志、強其骨」。膻中穴位於前正中線，平第四肋間隙，兩乳頭連線中點。主治咳嗽、氣喘、胸痛、心悸、嘔吐、產後乳少，以及吞嚥不順，是心包的募穴，也是八會穴之一，氣會膻中），口中津液滿口時可以鼓漱吞津。

結束時，雙手握拳，以中指尖（中衝）點按掌心勞宮穴片刻。兩手搓熱後乾洗臉、搓耳、以五指乾梳頭，再順勢而下，用雙手勞宮穴溫暖腎區片刻即可。

問：什麼食物有利於調養心包經？

答：中醫認為牛肉味甘、性溫，歸心包、心、肝、脾、腎、胃經，具有補中益氣、強健心包，補腎壯骨、補血厚腸的作用，尤其在成長過程中常吃牛肉，可以讓筋骨厚實。

以下推薦大家兩個食用法：一，取牛肉兩百五十公克，煮熟爛，配米飯或煮粥吃。可強心包、補脾胃，病後體虛可食用；二，取小牛肉兩百五十公克，煮至極爛，每日食一小碗，不但可活絡筋骨、避免中風，還可改善輕微的中風偏癱。

第十二章

夜深，人定

亥時三焦經當令，三焦為元氣、水穀、水液運行之所。此時是十二時中最後一個時辰，指當夜的九點至十一點，亥時又稱「人定」，意即夜已很深，人們停止活動，此時是安歇睡眠的時候。

亥時（二十一點到二十三點）

01三焦通，百病不生

三焦或三焦經，都是傳統中醫的專有名詞。

《類經》中說：「三焦者，確有一腑，蓋臟腑之外，軀殼之內，包羅諸臟，一腔之大腑也。」所謂「包羅臟腑」，即包覆各臟腑的外膜，可以保護臟腑，為油脂體膜，故稱為「焦」。三焦油膜可以完整包覆整個體腔，顯然比五臟六腑還要大，所以又叫大腑。其存在形式又與其他臟腑完全不同，又叫「孤腑」。

三焦在人體中有什麼作用？三焦既屬火，又位於亥時之水，其對人體的主要生理功能即為「行氣行水」。

《黃帝內經．素問．靈蘭祕典論》中說：「三焦者，決瀆之官，水道出焉。」即三焦可使全身水道通暢。人體中的水液之所以能夠正常排泄，這與三焦的作用是分不開的。

此外，三焦可通行元氣。元氣在腎，由先天之精所化，依靠後天之精滋養。元氣透過三焦而輸布全身的五臟六腑，充沛於全身，以激發、推動各個臟腑組織的功能活動，所以說三焦是元氣通行的道路。

三焦可分為上焦、中焦、下焦。《黃帝內經．靈樞．營衛生會》中說：「上焦如霧，中焦如漚，下焦如瀆。」上焦為橫膈以上，包括心、肺、胸、頭面部及上肢。上焦如霧，意思是說上焦心、肺敷布氣血，就像霧露彌漫的樣子，灌溉並溫養全身臟腑組織。此外，上焦還可接納水穀精微，故又稱「上焦主納」。

中焦是指膈以下、臍以上的部位，包括脾、胃、肝、膽等臟腑。漚，音同歐，指長時間浸泡。如漚，形容中焦脾胃腐熟、運化水穀，需要像漚田一樣，才能進而化生氣血。因中焦脾胃能化生水穀精微與氣血，所以又稱「中焦主化」。

下焦是指胃以下部位，包括大腸、小腸、腎、膀胱和下肢等。但由於肝、腎同源，肝與腎在生理、病理上相互連繫，故又將肝、腎都歸屬於下焦。

瀆，音同讀，指水溝、小渠，亦泛指河川，古稱長江、黃河、淮河、濟水為「四瀆」。淮河、濟水古時候也獨流入海，所以與江河並列。淮河、濟水先後被黃河改道所奪，淮河下游淤塞後注入長江，而濟水故道即今之黃河下游，現有的記載首見於《爾雅．釋水》。

四瀆，也是三焦經的一個穴位名，位於前臂背側、陽池穴與肘尖的連線上，肘尖下五寸，尺骨與橈骨之間。常用於治療暴暗（突然嘶啞或失音）、暴聾（突發性耳聾）、齒痛、呼吸氣短、咽阻如梗、前臂外側疼痛等。

如瀆，形容下焦腎與膀胱排泄水液的作用猶如溝渠，使水濁不斷外流的狀態。下焦還主司二便的排泄，故稱「下焦主出」。

運動後或飯後，體溫就會升高，為什麼？這是因為上焦和中焦發揮了功能。那麼，排尿後為什麼會忍不住打冷顫？這是下焦放出熱量的緣故。

三焦經多氣少血，氣動氣亂就會生病。耳聾、耳鳴、喉嚨乾痛、精神病均需要調理此經。平時照顧好三焦是對健康的最大安慰。

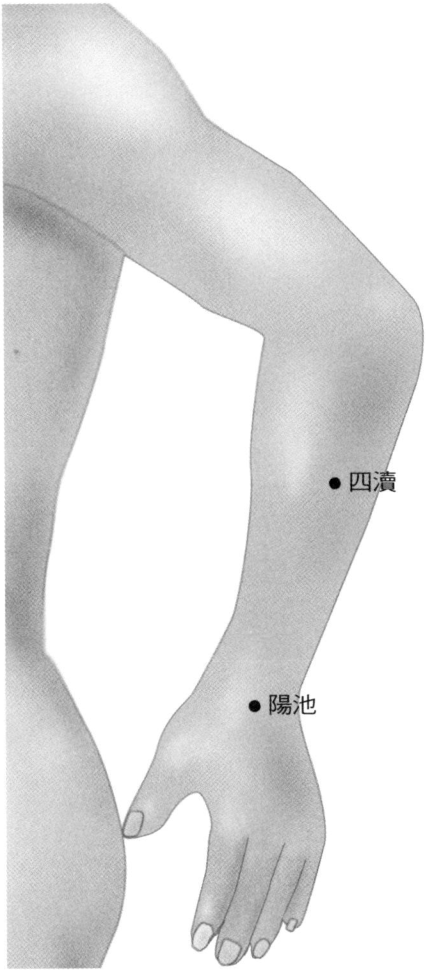

▲四瀆穴位於前臂背側、陽池穴與肘尖的連線上，肘尖下5寸，尺骨與橈骨之間。

02百歲老人的共同特點

十二經脈循行了十二個時辰，三焦經則為最後一站，這時是夜間九點至十一點的亥時，過了此刻又是新一天的開始。可以說，三焦經是六氣運轉的終點，三焦經通暢即水火交融、陰陽調和、身體健康。

亥時，該做什麼？首先，從亥時之初（晚上九點）開始到寅時之初（凌晨三點），是人體細胞休養生息、推陳出新的時間。此時，人隨著地球旋轉到背向太陽的一面，進入一天之中的「冬季」。

冬季是萬物閉藏之時，人到此時也要閉藏，其目的就是為了第二天的生長。因此，此時我們應該要收拾心情，保持心境平靜。睡前要做到不生氣、不狂喜、不大悲。

接著，亥時氣血流至三焦經，而三焦經掌管人體諸氣，是人體血氣運行的主要通道，上肢及排水的腎臟均屬三焦經掌管範疇。此時陰氣極盛，要保持五臟安靜，以利於睡眠，睡前要少喝水，容易水腫的人尤不宜多喝水。

最後，亥時三焦可通百脈。人如果在亥時睡眠，百脈就會得到休養生息，對身體十分有益。最好在晚上十點半左右入睡。**許多百歲老人都有一個共同點，就是在亥時睡覺。**

人體臟腑直接接受三焦管理，如果三焦不通，必然會生百病。如果想讓養生更上一層樓，就要時刻關注亥時的三焦。

03 陽池穴，手足冰冷的剋星

三焦經主要分布在手臂外側，以及肩部和側頭部。其循行路線是從無名指尖端的關衝穴往上，經無名指與小指之間的液門穴，順前臂兩骨之間往上，穿過肘，從上臂外側上肩，入缺盆穴，再向下至膻中穴，與心包相聯繫，然後下橫膈膜，連絡上、中、下三焦。

其中，一條支脈從膻中分出，上行出缺盆，至肩部，左右交會於大椎穴，上行至項，沿耳後翳風穴，直上出耳上角，屈曲向下，經面頰部至目眶下。另一支脈則從耳後入耳中，出耳前，後注眼外角，與足少陽經相接。

三焦經如果出現問題，就會表現為氣亂水虧，可能出現多汗、水腫、耳聾、喉嚨不舒服等非特定性疾病。最好的解決辦法，就是梳理三焦經脈，亥時最好。

經常按揉三焦經還可以防治因胃腸機能失調而引起的痤瘡：用手指從腕至指端，沿大腸經、三焦經、小腸經按揉摩擦五到十遍；也可用毛刷垂直刷腕外側三焦經位置五遍。

對三焦經失調可發揮神奇力量的是陽池穴。陽池穴是三焦經原穴。何謂陽池？陽是指天上陽氣；池是指圍物的器皿。該穴意指三焦經氣血在此囤聚太陽熱量後化為陽熱之氣。因此，經常刺激這個穴位，可以恢復三焦經的功能，並將熱能傳達到全身。

有位年僅二十五歲的姑娘來找我看病，她是典型的畏寒症患者，夜間常因四肢冰冷而無法入睡。白天情況雖然好一些，但也感覺冷。作為一名打字員，她卻因手腳冰冷連打字都不靈活了。

後來，我告訴她刺激陽池穴可以治療手足冰冷症。陽池穴在手背間骨的集合部位。取穴時，先將手背向上翹，手腕上會出現幾道皺褶，在靠近手背那一側的皺褶上按壓，在中心處會找到一個壓痛點，這個點就是陽池穴。

按摩陽池穴，最好是慢慢進行，時間要長，力度要緩。先以一隻手的中指按壓另一手的陽池穴，再兩手交換。這種姿勢可以自然的使力量由中指傳到陽池穴內。除按摩陽池穴外，還可以用手指撚另一隻手的無名指指甲兩側以刺激

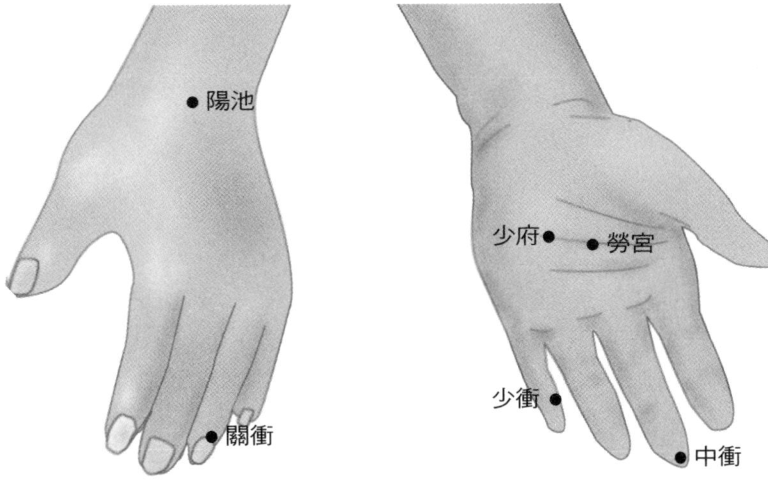

▲ 按摩陽池穴、關衝穴，或是使用握拳法，可以改善手足冰冷症。

關衝穴（握拳法可刺激手上勞宮穴、少府穴，對改善手足冰冷症效果更好）。

陽池穴的作用不止於此，刺激陽池穴還可緩解腕關節損傷和急性踝關節扭傷。現代人電腦用得多，所以患有「滑鼠手（按：腕隧道症候群）」的大有人在。滑鼠手多是腕關節勞損過度所致。

如果你感覺手腕不舒服，可以揉捏陽池穴和位於腕關節掌側第一橫紋正中、兩筋之間的大陵穴。具體方法是將健肢拇指指腹放在患腕的大陵穴，中指指腹放在陽池穴，適當用力按壓半分鐘至一分鐘，有疏通經絡、滑利關節的作用，可防治滑鼠手。

陽池穴怎麼會治急性踝關節扭傷呢？有位朋友先前扭傷了腳，我告訴他對陽池穴進行針灸就可以了。他剛開始

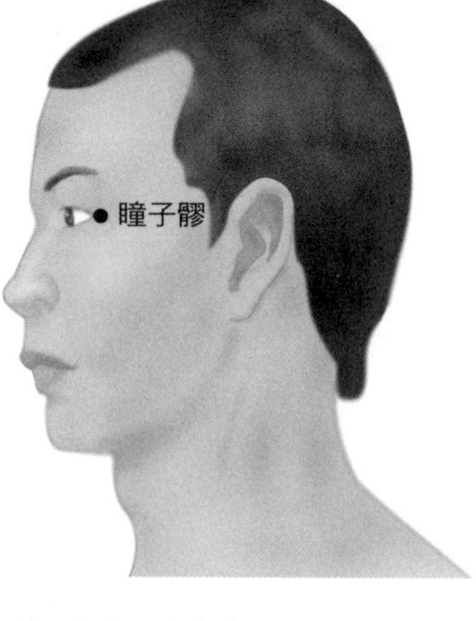

▲ 外眼角的瞳子髎穴為手、足少陽交會處。足少陽膽經穴位圖詳見第35頁。

還有些疑問，手上穴位能治腳上病嗎？點按患肢對側陽池穴壓痛明顯，點揉片刻後感覺腳踝疼痛有所減輕，於是針刺陽池穴，外踝前下方的疼痛很快緩解。

為什麼腳扭傷要在手背上取穴？這是因為陽池穴屬手少陽三焦經，而手少陽經與足少陽經為同名經。足少陽膽經循行至踝部、足背部及大、小趾部。手、足少陽經在外眼角部的瞳子髎穴銜接，而且多次在肩、面、耳後等部位相交會，表明手、足少陽經脈關係密切。

作為三焦經的原穴，陽池穴能激發元氣，透過足少陽膽經達踝部，發揮其疏通經絡、舒筋利節之作用。因此，治療踝關節扭傷會有明顯效果，這也符合《黃帝內經》「下病上治」原則。儘管針灸效果比按摩好，但是對於那些不願動針的人，只好用按摩的方法。

元氣透過三焦布散，如果三焦氣機不暢，元氣不能布散，則會手腳溼冷。梳理三焦其實很簡單，傳統健身方法「八段錦」第一句就是「雙手托天理三焦」，這句的關鍵就在「托天」二字。只要做出托天的動作，不論你是站著、坐著，還是躺著，你的動作一定是最方便尋找陽池穴的手形，可用這個動作擠壓、刺激陽池穴。

是不是一定要托天？當然不是，只要保持擠壓陽池穴的手形，隨便往哪個方向都行。

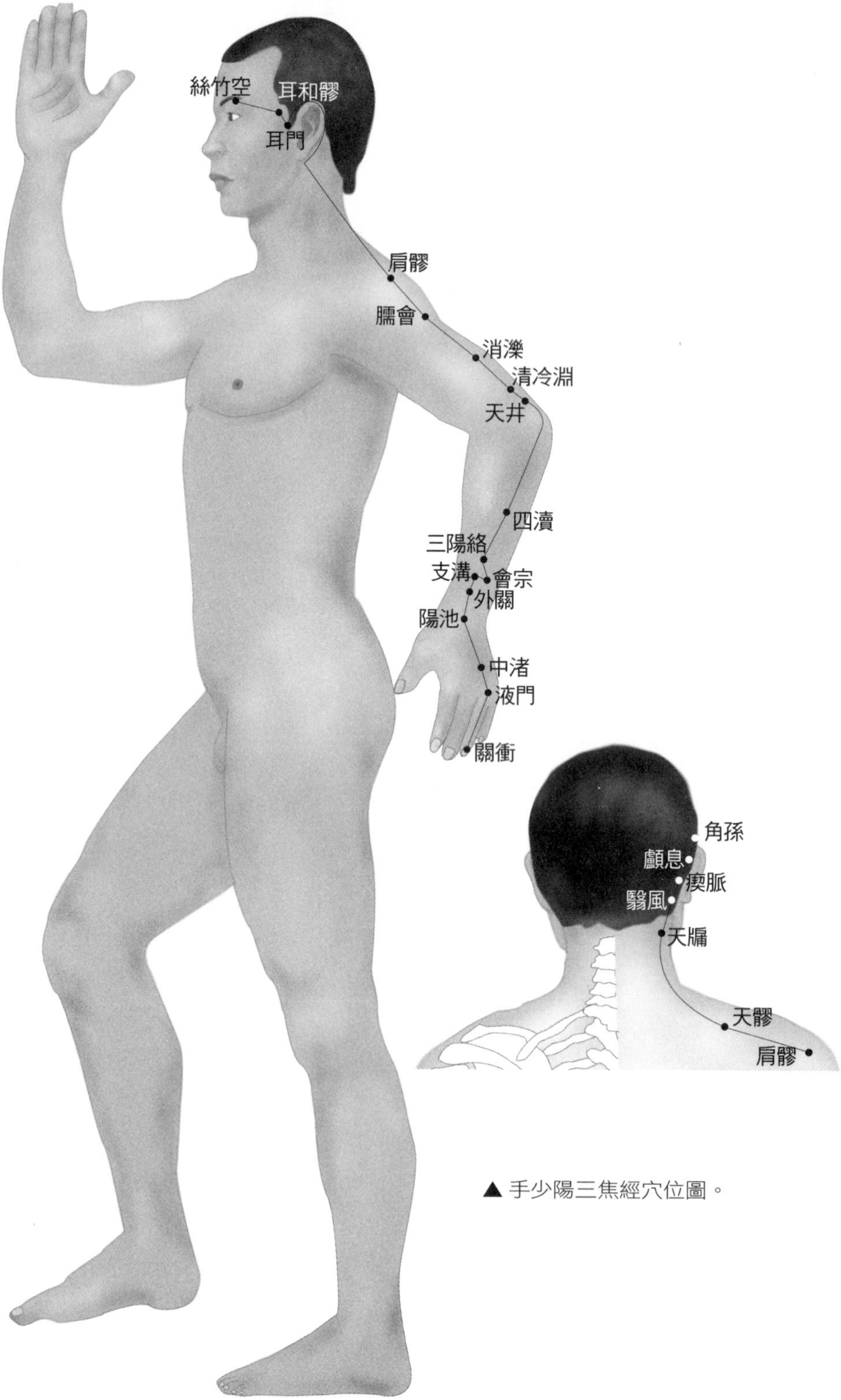
絲竹空
耳和髎
耳門
肩髎
臑會
消濼
清冷淵
天井
四瀆
三陽絡
支溝
會宗
外關
陽池
中渚
液門
關衝
角孫
顱息
瘈脈
翳風
天牖
天髎
肩髎

▲ 手少陽三焦經穴位圖。

問：三焦咳是什麼？

答：《黃帝內經．素問．咳論篇》中說：「五藏之久咳，乃移於六府，脾咳不已，則胃受之，胃咳之狀，咳而嘔，嘔甚則長蟲出。肝咳不已，則膽受之，膽咳之狀，咳嘔膽汁，肺咳不已，則大腸受之，大腸咳狀，咳而遺失。心咳不已，則小腸受之，小腸咳狀，咳而失氣，氣與咳俱失。腎咳不已，則膀胱受之，膀胱咳狀，咳而遺溺。久咳不已，則三焦受之，三焦咳狀，咳而腹滿，不欲食飲……。」

意思是說，五臟咳嗽，長久不癒，病邪就蔓延轉移至六腑。脾咳不癒，胃就會受到影響而發病，胃咳的表現為咳嗽而伴有嘔吐，嚴重時可能吐出蛔蟲；肝咳不癒，膽就會受到影響而發病，膽咳表現為咳嗽並嘔吐膽汁；肺咳不癒，大腸就會受到影響而發病，大腸咳表現為咳嗽時大便失禁；心咳不癒，小腸就會受到影響而發病，小腸咳的表現為咳嗽而多屁；腎咳不癒，膀胱就會受到影響而發病，膀胱咳表現為咳嗽時小便失禁。

以上這些咳嗽如果長久不癒就有可能發生三焦咳。三焦咳表現為咳嗽時腹部脹滿，沒有食慾。常用異功散、通理湯、木香順氣散、七氣東加黃連、枳實等治療。

問：該如何緩解四肢冰冷的症狀？

答：刺激陽池穴可以治療手腳發冷症，陽池穴在手背間骨的集合部位。取穴時，先將手背向上翹，手腕上會出現幾道皺褶，在靠近手背那一側的皺褶上按壓，在中心處會找到一個壓痛點，這個點就是陽池穴。

按摩陽池穴，最好是慢慢進行，時間要長，力度要緩。最好是先以一隻手的中指按壓另一手的陽池穴，再兩手交換。這種姿勢可以自然的使力量由中指傳到陽池穴內。

國家圖書館出版品預行編目（CIP）資料

易學易用黃帝內經十二時辰養生法：中西醫雙博士多年研究：在最佳時段養心、肝、脾、胃、腎，更省力有效。／牟明威著

-- 初版. -- 臺北市：大是文化有限公司，2025.03

240面；17 × 23 公分. --（EASY；132）

ISBN 978-626-7539-76-7（平裝）

1. CST：內經 2. CST：中醫理論 3. CST：養生

413.11 113017459

EASY 132

易學易用黃帝內經十二時辰養生法

中西醫雙博士多年研究：在最佳時段養心、肝、脾、胃、腎，更省力有效。

作　　者／牟明威
責任編輯／楊明玉
校對編輯／陳映融
副 主 編／蕭麗娟
副總編輯／顏惠君
總 編 輯／吳依瑋
發 行 人／徐仲秋
會　　計｜主辦會計／許鳳雪、助理／李秀娟
版 權 部｜經理／郝麗珍、主任／劉宗德
行銷業務部｜業務經理／留婉茹、專員／馬絮盈、助理／連玉
　　　　　行銷企劃／黃于晴、美術設計／林祐豐
行銷、業務與網路書店總監／林裕安
總 經 理／陳絜吾

出 版 者／大是文化有限公司
臺北市 100 衡陽路 7 號 8 樓
編輯部電話：（02）23757911
購書相關諮詢請洽：（02）23757911 分機 122
24 小時讀者服務傳真：（02）23756999
讀者服務 E-mail：dscsms28@gmail.com
郵政劃撥帳號：19983366　戶名：大是文化有限公司

香港發行／豐達出版發行有限公司
Rich Publishing & Distribution Ltd
香港柴灣永泰道 70 號柴灣工業城第 2 期 1805 室
Unit 1805, Ph.2, Chai Wan Ind City, 70 Wing Tai Rd, Chai Wan, Hong Kong
Tel：21726513　Fax：21724355　E-mail：cary@subseasy.com.h

封面設計／林雯瑛　內頁排版／孫永芳　印刷／緯峰印刷股份有限公司
出版日期／2025 年 3 月初版
定　　價／新臺幣 420 元（缺頁或裝訂錯誤的書，請寄回更換）
ISBN ／ 978-626-7539-76-7
電子書 ISBN ／ 9786267539743（PDF）
　　　　　　9786267539750（EPUB）

※ 本書提供之內容，僅供一般個人參考之用。鑑於正確的飲食及治療方式，須視年齡、性別、病史等而異，請讀者自行評估健康風險，或向專業醫療人士尋求更具體的方案及處方。